Praktische Beobachtungen
über die
Behandlung der Fußgeschwüre

von

Eberhard Home Esq.
Wundarzt bey der Armee und dem St. Georgen-Hospital.

Aus dem Englischen übersetzt

von

D. Ludwig Friedrich Froriep.

Mit einer Vorrede

von

D. Just Christian Loder.

Leipzig,
bey Georg Joachim Göschen. 1799.

Dem Herrn

D. Christoph Wilhelm Hufeland,

Herzogl. Sachsen-Weimarischen Hofrath und Leibarzt, öffentlichen ordentlichen Lehrer der Medicin zu Jena.

Seinem

verehrungswürdigen vortrefflichen

Lehrer.

D. L. F. Froriep.

Vorrede.

Die Abhandlung über die Fußgeschwüre, welche den größten Theil dieser Schrift *) ausmacht, ist erst vor zwey Jahren in Englischer Sprache erschienen; der Anhang über die Eigenschaften des Eiters ist ein neuer Abdruck einer schon im Jahre 1788 herausgekommenen, im 12ten

 Ban-

*) Der ganze Titel des Englischen Originals ist folgender: Practical observations on the treatment of ulcers on the legs, considered as a branch of military Surgery, by Everard Home, Esq. F. R. S. Surgeon to the army and St. George's Hospital. London 1797. XX. und 295 S. gr. 8.

Bande der Sammlung für praktische Aerzte enthaltenen Preisschrift. Beide verdienten es, nach meiner Ueberzeugung, sowohl wegen der Wichtigkeit des Gegenstandes, als wegen der vielen eingestreueten lehrreichen Bemerkungen und praktischen Winke, daß sie von einem der Sache so kundigen Manne, als Herr D. Froriep ist, ins Deutsche übersetzt wurden. Die hin und wieder zu bemerkende Weitschweifigkeit und Undeutlichkeit im Styl wird man dem übrigens verdienten Verfasser nicht zur Last legen.

Die Fußgeschwüre scheinen mir in mancherley Hinsicht einer vorzüglichen Aufmerksamkeit der Wundärzte werth zu seyn. Sie kommen bey Personen von beiden Geschlechtern und von jedem Alter und Stande vor; hauptsächlich aber werden sie bey alten Leuten und bey der geringeren, folglich zahlreicheren Klasse von Menschen, in welcher sich die mehresten mit schlechter Kost und ungesunder Wohnung

nung auch mit unreinlicher Kleidung begnugen müssen, so häufig wahrgenommen, daß man in beynahe allen großen Hospitälern ganze Säle antrifft, welche nur mit Kranken dieser Art besetzt sind. Oft sind solche Geschwüre mit Schmerzen und allerley sehr wesentlichen Unannehmlichkeiten, selbst auch wohl mit Gefahr für die Konstitution und das Leben der Patienten, verbunden. Bisweilen widerstehen sie, selbst bey jungen und übrigens gesunden Personen, der Heilung so hartnäckig, daß der geschickteste und erfahrenste Wundarzt seine Kunst dabey erschöpft, und sich endlich genöthigt sieht, bloß zu empirischen Mitteln seine Zuflucht zu nehmen. Ich glaube behaupten zu dürfen, daß es jedem, der viele Patienten dieser Art zu behandeln gehabt, manchmal so gegangen seyn wird; ich meines Orts gestehe es freymüthig, daß ich einige Mal in dem Falle gewesen bin, Wochen und Monate lang die äußerste Sorgfalt auf die Heilung eines veralteten

Fußgeschwürs wenden, und am Ende mir selbst dennoch sagen zu müssen, daß der erwünschte Ausgang der Kur mehr dem glücklichen Erfolg eines aufs Geradewohl angestellten Versuches, als meiner Kunst, zuzuschreiben war.

So schwer aber die Kur der Geschwüre überhaupt, und der Fußgeschwüre insbesondere, in manchen Fällen ist; so beruht sie doch auf einem sehr einfachen Grundsatz, welcher darin liegt, daß man jedes Geschwür, von welcher Art es auch seyn mag, in den Zustand eines Abscesses oder einer eiternden Wunde versetzen, oder, welches einerley ist, gute Eiterung darin bewirken muß. Gutes Eiter erzeugt die Natur von selbst, sobald ein bestimmter Grad von reiner Entzündung vorhanden ist: mithin ist zur Heilung eines jeden Geschwürs nichts weiter erforderlich, als daß man in demselben jene Entzündung erregt und gehörig unterhält.

Es ist bekannt, daß eine Entzündung nicht rein seyn kann, wenn ein Miasma in dem Körper vorhanden ist: daraus folgt, daß ein Geschwür, welches bey einem venerischen, skrophulösen, skorbutischen rc. Kranken vorkommt, nicht eher geheilt werden kann, als bis das specifike Uebel durch innerliche zweckmäßige Mittel gehoben ist.

Der Eiterungsprozeß ist als eine wahre pathologische Sekretion anzusehen, bey welcher die Gesetze des Absonderungs - Geschäftes im gesunden Zustande durchgängig Statt finden. Keine Absonderung geht gehörig vor sich, wenn irgend eine Hauptfunktion gestört ist: daher kann auch die Erzeugung des guten Eiters nicht vor sich gehen, wenn eine wesentliche Störung im System des Kreislaufs der Flüssigkeiten, in der Verdauung, Ausdünstung, Urinbereitung, Menstruation u. s. w. vorhanden ist. Alle solche Fehler werden also erst

gehoben werden müssen, wenn ein Geschwür zur Heilung kommen soll.

Jeder zu heftige Reiz unterbricht die Absonderungen ganz, ein mäßiger Reiz befördert und beschleunigt sie hingegen. Wenn daher bey einem Geschwüre der Reiz zu beträchtlich ist, so muß er gemindert werden; ist er aber zu schwach, so muß man ihn bis auf einen bestimmten Grad erhöhen. Im Fall der Reiz selbst sich nicht verändern ließe, so muß die Reizfähigkeit oder Erregbarkeit des ganzen Körpers oder des einzelnen Theils vermehrt oder verringert werden. Gewöhnlich steht die Reizfähigkeit mit der Lebenskraft in sehr genauem Verhältniß; was daher von der ersten gilt, das gilt auch von der lezten.

Der zur Eiterung gehörige Grad der Entzündung läßt sich in einem gesunden Körper am

leich-

leichtesten durch die Anwendung äußerlicher Mittel bewirken; von diesen kann man also auch bey Geschwüren das Mehreste erwarten, im Fall die letzten sich als bloße Lokalfehler zeigen.

Alle Geschwüre, dünkt mich, lassen sich in drey Hauptklassen ordnen: 1. wo ein Fehler in der Konstitution zuerst da war, und der leidende Theil nur konsensuell afficirt wurde; 2. wo zwar Anfangs nur ein Lokalfehler da war, die Konstitution aber nachher mit in Konsensus gezogen wurde; 3. wo ein bloßes Lokalübel vorhanden ist, ohne daß die Konstitution mit leidet, das heißt, wo die mit einem Geschwür behaftete Person übrigens vollkommen gesund ist. Es geht hier, wie mit den Hautkrankheiten, über welche ich mich neuerlich *) er-

*) In meinem Journal für die Chirurgie, Geburtshülfe und gerichtliche Arzneykunde. 2 Band. 2 St. S. 319.

erklärt habe. Geschwüre der ersten Klasse erfordern schlechterdings den Gebrauch gehöriger innerlicher Arzneyen, bey deren Anwendung sie mehrentheils von selbst zur Heilung gelangen, wenn man sie nur reinlich hält und täglich so verbindet, daß die Feuchtigkeit, welche sie erzeugen, sich in ihnen nicht ansammeln kann. Geschwüre der zweyten Klasse pflegen nicht leicht eher zu heilen, als bis jener Konsensus durch innerliche Mittel gehoben worden ist, ja, es würde gefährlich seyn, wenn ihre Heilung eher bewirkt werden sollte, weil ein wichtiges, zum Leben nothwendiges Organ alsdann in Mitleidenschaft gezogen werden könnte. Geschwüre der dritten Klasse bedürfen keiner innerlichen Mittel, sie mögen oberflächig seyn und die bloße Haut betreffen, oder sie mögen tiefer eindringen, ja selbst die unterliegenden Knochen mit interessiren. Zu dieser letzten Klasse gehören ganz offenbar diejenigen Geschwüre, welche aus Abscessen, einfachen

Wun-

Wunden, Hautverletzungen ꝛc. entstanden, und durch unschickliche Behandlung oder Vernachlässigung in den Zustand, in welchem sie sich befinden, gebracht worden sind. Es würde thöricht und von offenbarem Nachtheil seyn, wenn man hier so verfahren wollte, wie es ehemals üblich war, wo man kein Geschwür ohne Abführungen, Ptisanen, Blutreinigungen und andere Arzneyen, zu deren Gebrauche man durch die gröbsten Irrthümer der Humoralpathologie verleitet wurde, kuriren zu können glaubte. Kein Wunder, wenn man bey dieser falschen Methode die einfachsten Geschwüre äußerst langsam heilen sah. Man machte den Körper krank, indem man ihm die vermeintlich fehlende Gesundheit verschaffen wollte: die Natur bedurfte daher nothwendig einer längeren Zeit und einer stärkeren Anstrengung, um sowohl das kleine Uebel, als auch die ihr von dem Arzt entgegen gesetzten größeren Schwierigkeiten zu überwinden.

Vor-

Vorausgesetzt also, daß bey einem Geschwür die Konstitution entweder nicht mitleidet, oder daß erforderlichen Falls diesem Fehler abgeholfen worden ist; so bedarf der Wundarzt zur Heilung nur solcher Mittel, welche den zur guten Eiterung gehörigen Grad von reiner Entzündung erregen und unterhalten können. Diese Mittel müssen in grösserem oder geringerem Maße reitzend oder lindernd seyn, je nachdem die in jedem Geschwüre bereits vorhandene Entzündung vermehrt oder vermindert auch anders modificirt werden soll. Von der Wahl und zweckmäßigen Abänderung dieser Mittel hängt gewöhnlich die Zeit und Art der Heilung des Geschwürs ab, und hier hat der Wundarzt erst Gelegenheit, seinen Scharfsinn sowohl, als seine Kunst und Erfahrung, in vollem Glanze zu zeigen.

Da aber ein und eben dasselbe Mittel nicht bey allen Personen von einerley Wirkung ist; da

so-

sogar der Erfolg der Anwendung desselben bey Einem Kranken sehr verschieden seyn kann, je nachdem manche, zum Theil unbekannte, Umstände dabey vorkommen: so läßt es sich erklären, wie es zugeht, daß ein Geschwür, welches alt und der Natur fast zur Gewohnheit geworden ist, dem geschicktesten und erfahrensten Wundarzt oft mehr zu schaffen macht, als die Heilung einer gefährlichen Verletzung an einem sehr wichtigen Theil, und warum er sich zuletzt genöthigt sehen kann, sich auf das bloße Ungefähr eines Versuches, bey welchem er gleichsam im Finstern tappen muß, und höchstens nur durch das schwache Licht der Empirie geleitet wird, zu verlassen.

Ich begnüge mich damit, meine Gedanken darüber, wie die Lehre von der Heilung der Geschwüre auf einfachere Grundsätze zurückgeführt und dadurch erleichtert werden kann, in wenig Worten vor-

vorläufig geäußert zu haben. Mehr hierüber werde ich in einem Buche sagen, welches ich zum Leitfaden für Vorlesungen über die Chirurgie bestimmt habe, und mit dessen Ausarbeitung ich schon seit geraumer Zeit beschäftigt bin.

Jena, den 19. August 1799.

Loder.

Einleitung.

Wenn man überlegt, wie viele Rekruten bloß wegen Geschwüre an den Beinen nicht angenommen, und was für eine Menge gut exerzirter Soldaten bloß ihretwegen entlassen werden; so ist es einleuchtend, daß es für jeden Militärchirurgus eine der wichtigsten Pflichten sey, seine Aufmerksamkeit besonders auf ein Uebel zu richten, welches so viele Leute unfähig macht, als Soldaten zu dienen.

Es ist für die Verbesserung der Behandlung der Geschwüre an den Beinen ein übler Umstand, daß man geglaubt hat, sie wären von allen Gegenständen der Chirurgie diejenigen, die man am schwersten behandeln könnte; und man dürfe dem Wundarzte, dem ihre Heilung mißlingt, nicht Mangel an Geschicklichkeit zur Last legen, indem ihre gänz-

liche Heilung oft den berühmtesten Chirurgen fehlgeschlagen sey.

Dieß hat den jüngern Theil der Wundärzte bey der Armee verleitet, in dieser Rücksicht zu viel Mißtrauen in ihre eigne Geschicklichkeit zu setzen, da auch an glücklichem Erfolg zu zweifeln, wo so viele schon in ihrer Erwartung getäuscht wurden, und den einmal betretenen Weg nicht zu verlassen, auf dem man doch so wenig vorwärts kommt, daß man die Geschwüre an den Beinen nicht mit Unrecht als ein opprobrium chirurgiae betrachtet hat.

Zu der Zeit, wenn die Regimenter wirklich Dienst thun, werden Geschwüre an den Beinen gar zu oft verheimlicht und folglich vernachlässigt, bis sie einen beträchtlichen Umfang erlangt haben; und dieß geschieht oft bloß, weil der Soldat seinen Dienst nicht thun oder gern seinen Abschied haben will. Auf diese Art hat am Ende die Armee viele Mannschaft eingebüßt. Wenn diese Art von Betrug glückt, so ist es für den Dienst immer von viel größerem Nachtheile, als der Verlust eines einzelnen Mannes beträgt; indem es andere Unzufriedene verleitet, ähnliche Versuche zu machen, die ihnen sonst wohl nicht in den Sinn gekommen seyn würden. Es ist daher sehr rathsam, die Soldaten, bey denen nur der geringste Verdacht Statt findet,

daß

daß sie in einer solchen Absicht ihre Beine beschädigt haben, auch dann noch bey dem Regimente zu behalten, wenn sie zum Dienste untüchtig sind.

Wenn man bey einem Regimente die Meinung, daß dieses Uebel unheilbar sey, als wahr annimmt, so werden die Soldaten sehr gern von dieser Meinung Vortheil ziehen; und der Wundarzt, der sie auch für ausgemacht hält, widmet dann Zufällen dieser Art nicht die Sorgfalt, welche nöthig ist, um entweder Heilung zu bewirken, oder die Leute zu entdecken, die etwa absichtlich seinen Bemühungen entgegen arbeiten.

Da nur allein die Geschwüre schwer zu heilen sind, welche schon beträchtlich groß geworden, oder schon lange Zeit in einem üblen Zustande sind, so sollte bey allen Regimentern die Einrichtung getroffen werden, daß auch selbst die unbeträchtlichsten Geschwüre an den Beinen oder Füßen augenblicklich dem Wundarzte gemeldet würden; die Unteroffiziere sollten angewiesen werden, über diese Einrichtung zu wachen, und die so als krank gemeldeten Soldaten müßten bis zur völligen Wiederherstellung unter der Aufsicht des Wundarztes bleiben.

Eine Einrichtung dieser Art würde dem Dienste viele gute Soldaten retten, und andere verhindern

ihn zu verlassen; indem bey ihrem Entstehen Fußgeschwüre selbst von Wundärzten geheilt werden können, die sich nicht besonders auf diesen Zweig der Wundarzneykunst gelegt haben.

Bey manchen Regimentern sind die kommandirenden Offiziere der Compagnien eben nicht dafür, ihre Leute, wenn sie nicht sehr krank sind, gleich ins Regimentsspital bringen zu lassen; und doch sind die Leute, die nicht aus den Kasernen heraus gebracht werden, so wenig unter der Aufsicht des Wundarztes, daß er es kaum bemerkt, daß er sie zu behandeln habe; sie werden daher sowohl von sich als von dem Wundarzte vernachlässigt. Das ist als völlig wahr bekannt, und mag auch wohl in manchen unbedeutenden Uebeln keinen wesentlichen Schaden nach sich ziehen; weil es aber allgemein bestätigt ist, daß der Wundarzt wenig über veraltete schlimme Geschwüre vermag, so sollten die kommandirenden Offiziere befehlen, daß jeder, der daran krank wird, augenblicklich der Behandlung des Wundarztes ganz überlassen würde, damit dem Uebel bey Zeiten gesteuert und der Kranke hergestellt werde.

Diejenigen aber, welche geheilt sind und zum Dienst zurückkehren, sollten gehalten seyn auf eine gewisse Zeit eine Compresse und Binde zu tragen,

um

um die neugebildeten Theile zu schützen, und gegen Beschädigung von außen zu sichern. Ein Stückchen dünne geschlagenes Bley (z. E. Tabaksbley) wäre hierzu sehr gut.

Wenn schon in unsern Gegenden vernachlässigte Fußgeschwüre um sich greifen, und langwierige Schäden werden, so geschieht das doch in einem noch bey weitem größern Grade in Westindien, wo das kleinste Geschwür an den Beinen oder die geringste vorhergehende Verletzung, durch die Wirkung der Beschwerden (fatigue) in dem Klima, ein Geschwür von der schlimmsten Art wird, und den Kranken gänzlich zum Dienst unfähig macht. Man kann daher in heißem Klima auf das Verhalten (conduct) der Soldaten nicht aufmerksam genug seyn, um Geschwüre zu verhüten, oder sie, sobald sie entstanden sind, der Behandlung eines Wundarztes zu unterwerfen.

Während des letzten Krieges unterhielt ich mich zu St. Lucia mehrmals über diesen Gegenstand mit D. Young, einem damaligen Arzte bey der Armee, der vorher als Regimentschirurgus in den Jahren 1765 bis 1768 auf den Inseln unter dem Winde (Windward Islands) gedient hatte. Während der Zeit schloß er aus einigen Beobachtungen, die er machte, daß lange und große Men-

schen das Westindische Klima weniger vertragen können, und Geschwüren an den Beinen mehr unterworfen sind, als andere. Da seine Beobachtungen sehr genau und scharfsinnig sind, so will ich sie dem Leser vorlegen.

D. Young bemerkte, daß unter dem 32. Regiment 145 lange und 276 kleine Leute waren; von erstern wurden in dem Zeitraume von 4 Jahren 22, von den letztern aber nur 23 wegen Geschwüren an den Füßen verabschiedet. Die Geschwüre waren so beschaffen, daß man sie in dem Klima für unheilbar halten mußte. Einige Kranke mußten sich der Amputation unterwerfen, um nur dem sichern Tode zu entgehen; andern gingen so viele Muskeln und Sehnen verloren, daß sie nachher für immer zum Dienst untauglich wurden. Die Ursache, warum lange Leute den Geschwüren an den Beinen mehr unterworfen sind als kleine, suchte D. Young in der Höhe der Blutsäule, welche durch ihren Druck die Wiederherstellung der durch irgend eine äußre Gewalt verletzten Füße verhinderte. Er beobachtete zu gleicher Zeit, daß lange und große Menschen die Hitze des Klima's weniger ertragen, und auch deßwegen, weil ihre Gesundheit überhaupt leidet, Fußgeschwüren mehr unterworfen sind. Aus diesen Bemerkungen schloß er, daß manches Menschen-

schenleben gerettet werden könne, wenn man keine Grenadierkompagnien nach Westindien sendete.

Nachdem er dieß am 32. Regiment beobachtet hatte, machte er die Expedition gegen Martinique und Havanna mit, und war sehr überrascht, bey einem andern Regiment die Fußgeschwüre weniger häufig zu finden, obgleich Lebensart, Diät und alle andere Umstände dieselben, die Beschwerlichkeiten aber noch beträchtlich größer waren. Er glaubte dieß daher dem Umstande zuschreiben zu können, daß die Mannschaft wollene Halbkamaschen trug, welche die Beine vor manchen kleinen Zufällen schützten, denen sie bey dem Marsche auf ungebahnten Wegen durch Fußstöße uud Insektenstiche ausgresetzt sind; sie hielten auch die Füße trocken, und unterstützten die Cirkulation in den Gefäßen; und dieß thun wollene Tuchkamaschen vermöge ihrer Elasticität besser, als die von Leder oder Leinen verfertigten.

Während der Zeit, daß ich im Dienst angestellt war, habe ich vielmals Gelegenheit gehabt, die Art und Weise zu beobachten, wie Geschwüre an den Beinen in Regiments- oder andern Militärspitälern behandelt werden; und noch kürzlich habe ich, nach den Erkundigungen, die ich von jetzigen Regimentschirurgen eingezogen habe, gefun-

 den,

den, daß die Behandlung noch eben dieselbe ist. Meistens werden alle über Einen Leisten behandelt. Sind die Geschwüre faulicht, so behandelt man sie mit erweichenden und reinigenden Umschlägen; wareu sie rein, so verbindet man sie bloß. Ein und dasselbe Kataplasma wendet man bey allen faulichten Geschwüren an, und alle, die etwas besser aussehen, verbindet man immer auf eben dieselbe Art und Weise. Wird zuweilen von irgend einem angesehenen Wundarzt eine neue Methode in der Behandlung der Geschwüre bekannt gemacht, so versucht man diese. Der Erfolg ist dann gewöhnlicher Weise, daß sie in einigen Fällen gute Dienste leistet, in vielen andern fehlschlägt, und im Ganzen gewöhnlich der Erwartung nicht entspricht, die man davon hatte; man setzt sie daher bald wieder bey Seite, und nimmt die alte Methode wieder vor, obgleich alle Wundärzte eingestehen, daß sie in einzelnen Fällen gar nichts taugt.

Dieß alles muß natürlicher Weise so fortdauern, so lange als man die Krankheit nicht genau untersucht, so lange man sich keine genaue Kenntniß von den verschiedenen Gattungen der Geschwüre, und den auf Idiosynkrasien sich gründenden Verschiedenheiten derselben verschafft hat; indem ohne diese Kenntnisse alle Versuche mit verschie-

schiedenen Arzneymitteln und Methoden nur eben so viele bloß aufs geradewohl angestellte Experimente werden, welche durch ihr öfteres Fehlschlagen dem Wundarzte den Muth benehmen, eine so fruchtlose Untersuchung weiter fortzusetzen.

In der Absicht, unsere Kenntnisse zu erweitern, und einige allgemeine Grundsätze anzugeben, die uns bey der Behandlung der Geschwüre an den Beinen leiten können, habe ich versucht, sie unter verschiedene Rubriken zu bringen, und die unterscheidenden Merkmahle jeder Gattung festzusetzen, durch welche es wahrscheinlich wird, daß eine Methode hier leichter Heilung bewirken werde, als eine andere von jener verschiedene; zugleich gebe ich dabey Rechenschaft von den örtlichen Mitteln und ihren eigenthümlichen Wirkungen, mit denen ich selbst Erfahrungen gemacht habe.

Hierdurch werde ich hoffentlich einiger Maßen für diejenigen die Bahn brechen, welche etwa in Zukunft sich mit dieser Materie beschäftigen wollen; und da ich gewisse Abtheilungen gemacht habe, worunter die Beobachtungen und Bemerkungen einzelner Aerzte zusammen gefaßt werden, so soll, denke ich, die Lehre von der Behandlung der Fußgeschwüre sehr verbessert, und manche Fälle dieser

Art geheilt werden können, die man jetzt für unheilbar hält.

Ein solcher Versuch wird hoffentlich von den Feld-Wundärzten, die so viele Fälle dieser Art zu behandeln bekommen, günstig aufgenommen werden; er wird ihnen zeigen, von wie großem Umfange diese Untersuchung ist. Sie werden ferner daraus sehen, wie auch selbst jeder Einzelne die vorhandene Masse von Kenntnissen vermehren, sich dadurch Zutrauen und Ruf erwerben, und zugleich das allgemeine Beste befördern könne.

Erster Abschnitt.

Allgemeine Bemerkungen über Geschwüre an den Beinen.

Die Behandlung der Geschwüre an den Beinen und Füßen ist keineswegs bloß auf die Praxis in Militärspitälern eingeschränkt; man findet dieß Uebel in großen Städten, und allenthalben, wo man viele Arbeiter braucht. Nirgends aber ist ihre Behandlung, als allgemeine Behandlung betrachtet, von so großer Wichtigkeit, als bey der Armee, wo dieses Uebel nicht allein einzelne Personen elend macht, sondern auch dem Dienste oft eine größere Menge Leute raubt, als der Staat in Kriegszeiten ersetzen kann.

Die Häufigkeit des Uebels, von dem alle unsere öffentlichen Krankenhäuser wimmeln, giebt den bey diesen Instituten angestellten Wundärzten Gelegenheit genug, solche Geschwüre in allen ihren verschie-

schiedenen Zuständen zu sehen, ihre Natur zu beobachten, die Wirkungen der verschiedenen Kurmethoden mit einander zu vergleichen, und durch auf Versuche gegründete Nachforschungen genau zu bestimmen, welches die am schnellsten wirkenden und sichersten Heilmittel sind.

Ich wurde zu diesen Untersuchungen schon in meinen frühern Jahren, durch die Lehren und das Beyspiel des verstorbenen Hunter, angeleitet, dessen rastloser Eifer immer seine Kunst zu vervollkommnen strebte. Und die öffentlichen Stellen, die ich in den letzten 18 Jahren theils in England theils auswärts bekleidete, haben mir Gelegenheit gegeben, eine Menge Beobachtungen anzustellen.

Natürlicher Weise haben Geschwüre an den Beinen die Aufmerksamkeit der Wundärzte aus jedem Zeitalter auf sich gezogen, und über die Behandlung derselben sind viele schätzbare Werke geschrieben; bey sorgfältigem Studium dieser Werke wird man finden, daß dieser Zweig der Wundarzneykunst zugleich mit der Anatomie und Physiologie nur nach und nach Fortschritte gemacht hat; man begreift daher leicht, daß er noch immer Verbesserungen fähig ist. Diese Geschwüre müssen getrennt von denen betrachtet werden, welche an andern Theilen des Körpers vorkommen, weil sie in einem größern Grade unter einander verschieden sind; dieß rührt, wie ich glaube, von folgenden Ursachen her.

Die

Die Beine sind, vermöge ihrer Lage, mehr als andere Theile von der Quelle der Cirkulation entfernt, werden daher auch unvollkommener mit Blut, das mit Sauerstoff geschwängert ist, (pure blood) versehen. In vielen und zwar in den gewöhnlichsten Lagen dieser Glieder, muß das Blut bey seiner Rückkehr zum Herzen gegen seine eigene Schwere aufwärts steigen, wodurch natürlich sein Lauf erschwert wird; und so befinden sich die kleinern Gefäße, durch den Druck der Blutsäule, immer in einem Zustande von zu großer Ausdehnung.

Hieraus wird es einleuchtend, daß, auch selbst in gesundem Zustande, die Beine in Rücksicht auf Lebenskräfte schwächer sind, als der übrige Körper; wenn wegen vorhergegangener Zufälle oder Krankheiten neue Theile gebildet werden müssen, so werden die Actionen der kleinern Gefäße, (vermöge welcher jene neuen Theile gebildet werden müssen,) durch die langsame Cirkulation in den Venen des Gliedes, so oft der Körper in aufrechte Stellung kommt, erschwert und gehindert. Erhielt man auf der andern Seite, um diesen Nachtheil zu vermeiden, den Körper einige Zeit in liegender Stellung, so bewies sich dieß so nachtheilig für die Gesundheit überhaupt, daß hierdurch die Erzeugung gesunder Granulationen verhindert wurde.

Dieser Mangel an Lebenskraft in den Beinen, in Vergleichung mit dem übrigen Körper, macht, daß sie durch alles dasjenige, was die Gesundheit schwächt

schwächt oder in Unordnung bringt, leichter angegriffen werden; und im kranken Zustande werden sowohl natürliche oder erworbene Idiosynkrasien, als auch der eben vorhandene Zustand der Konstitution, in Rücksicht auf Schwäche und Stärke, Einfluß auf die Symptome haben.

Und eben dieser Einfluß, welchen der Zustand des ganzen Körpers auf die Geschwüre an den Beinen hat, ist es, wodurch sie eine so verschiedene Disposition erhalten, und weßwegen so viele verschiedene Behandlungsarten zu ihrer Heilung nothwendig werden.

Da auch nicht zwey Körper sich völlig ähnlich sind, so geschieht es, daß auch bey zwey Personen ein Geschwür an den Beinen nicht einen und denselben Charakter hat; denn so viel Aehnlichkeit sie auch im Allgemeinen haben mögen, so kann man doch einige Eigenheiten auffinden, wodurch sie sich unterscheiden. Zur Heilung solcher Geschwüre ist es daher nicht hinreichend, daß der Wundarzt die allgemeine Behandlungsart kenne; sondern auch die Kenntniß jener unterscheidenden Eigenheiten und ihrer wahrscheinlichen Ursachen ist nothwendig, um ihn in den Stand zu setzen, mit glücklichem Erfolg das Uebel bey einzelnen Personen zu behandeln, die seiner Sorge anvertraut sind.

Aus diesen Bemerkungen leuchtet es ein, wie wenig Wahrscheinlichkeit vorhanden ist, daß jemals ein Mittel entdeckt werden könne, welches,

es

es sey ein innerliches oder äußerliches, alle und jede Geschwüre an den Beinen heilte; und ich glaube, die Idee, daß so ein Mittel existiren könne, hat das Fortschreiten unserer Kenntnisse in der Behandlung der Geschwüre beträchtlich verzögert, indem sie die Wundärzte verleitete, ein und dasselbe Mittel bey Geschwüren anzuwenden, die ihrer Natur nach sehr von einander verschieden sind.

Da nun kein Universalmittel gegen alle Geschwüre existiren kann, so sollten wir dahin trachten, genau die wirkenden Kräfte der Mittel kennen zu lernen, welche wir schon besitzen, und die verschiedenen Gattungen von Geschwüren genau zu charakterisiren, gegen welche ein jedes gut ist.

So lange als die Humoralpathologie in allgemeinem Ansehn stand, glaubte man, daß innerliche Mittel fast alle Krankheiten, und unter diesen auch Geschwüre an den Beinen, zu heilen vermöchten. Aber die Praxis bestätigte diese Theorie nicht, und in vielen Fällen mußte man noch äußerliche Mittel anwenden, ehe man Heilung bewirken konnte.

Da es durch die Fortschritte, die wir in der Kenntniß der thierischen Oekonomie gemacht haben, nun außer Zweifel ist, daß in jedem Theile des Körpers die ihm eigenthümlichen Actionen vor sich gehen, vermöge welcher sein Wachsthum befördert, das verloren gegangene ersetzt, und die zerstörten Theile wieder hergestellt werden; da es ferner außer Zweifel ist, daß auf diese Actionen der verschiedenen

Theile

Theile örtliche angewandte Mittel einen mehr unmittelbaren und kräftigern Einfluß haben als innerlich gegebene Arzneyen: so hat man bey Geschwüren die örtlichen Mittel den innerlich wirkenden natürlicher Weise vorgezogen, und die Erfahrung hat gezeigt, daß ihnen dieser Vorzug auch gebühre.

Die Zahl der äußerlichen Mittel, die man zur Heilung von Fußgeschwüren empfohlen hat, ist sehr beträchtlich; viele derselben sind auch durch ihre Wirksamkeit in großes Ansehn gekommen, und allenthalben in Gebrauch. Andere haben mehr zweifelhafte Eigenschaften, indem ihre Heilkräfte auf hypothetischem Räsonnement beruhen: z. E. sie trocknen aus; sie verursachen, daß die Theile mit Haut überzogen werden, rc. — Wirkungen, welche zwar während ihrer Anwendung Statt finden, die aber auch bey dem Gebrauch anderer Mittel vorkommen, denen man keine solche Wirkungen zuschreibt.

Man hat die Frage aufgeworfen, ob man alle Geschwüre an den Beinen zuheilen soll, wenn man es in seiner Macht habe, es zu thun. Wenn man diese Frage bloß in Rücksicht auf die Entstehung des Geschwürs untersucht, so ist die Beantwortung leicht; denn wenn das Geschwür eine durch irgend eine äußere Ursache entstandene Trennung der festen Theile ist, so leidet es keinen Zweifel, daß man die Trennung so bald als möglich wieder vereinigen und die Theile wieder herstellen müsse; und wenn das Geschwür von irgend einer Krankheit herrührte,

so ist auch kein Zweifel, daß man die Krankheit heilen müsse. Man hat aber diese Frage von einer ganz andern Seite betrachtet. Man setzte nämlich voraus: ein einmal entstandenes Geschwür habe das Vermögen, aus dem ganzen Körper Unreinigkeiten, welche nicht leicht durch die natürlichen Ausführungskanäle fortgeschafft würden, an sich zu ziehen; und obgleich nun vorher, ehe so ein Geschwür entstanden war, der Körper sich vollkommen wohl befand, so glaubte man doch, wenn dieser neue Kanal einmal eröffnet wäre, und die Unreinigkeiten des Blutes einmal diesen Abzug, der nun plötzlich unterbrochen wird, genommen hätten, so könnten diese Unreinigkeiten nicht gehörig durch die natürlichen Ausführungsgänge fortgeschafft werden, und durch ihr Zurückbleiben im Körper großen Nachtheil erregen.

Diese Theorie hat einigen Schein für sich, und mußte, so lange die Humoralpathologie allgemein angenommen war, hinlänglich befriedigend seyn. Wenn aber die Erzeugung des Eiters nur eine Action der Theile ist, welche das Eiter von sich geben; wenn der ganze Körper dazu nicht anders beyträgt, als daß nach den Theilen, wo das Eiter sich erzeugt, ein größerer Zufluß von Blut bewirkt wird: dann ist auch jene Theorie nicht länger haltbar.

Aus diesen Bemerkungen wird es deutlich, daß alle die verschiedenen Geschwüre an den Beinen glücklich und sicher zur Heilung gebracht werden kön-

können; indem niemals nachtheilige Folgen von irgend einer, durch ihre Heilung auf den Körper zurück geworfenen, oder in demselben zurück gehaltenen Materie entstehen können.

Es giebt aber auch Umstände, bey welchen es undienlich seyn würde, ein Geschwür an den Beinen zuzuheilen; allein diese stehen mit der Theorie, die ich zu widerlegen versucht habe, in ganz und gar keiner Verbindung.

Wenn ein Gichtpatient ein Geschwür an den Beinen hat, auf welches die Gicht ganz augenscheinlich wirkt, indem er regelmäßige, zu bestimmten Zeiten wiederkommende Schmerzen darin empfindet, und diese Schmerzen denen ähnlich sind, die der Patient schon an andern Theilen von der Gicht empfand, so wäre unter solchen Umständen jeder Versuch, das Geschwür zu heilen, unzweckmäßig; denn wenn die Heilung bewirkt wird, so könnte sich die Gicht auf einen edlern Theil werfen.

Es giebt mehrere über den ganzen Körper ausgebreitete Reitze, eben so unbegreiflich wie die Gicht, welche von Zeit zu Zeit die schwächsten und empfindlichsten Theile angreifen. Wenn man bemerkt, daß ein Geschwür ausbricht, so oft irgend etwas den Körper angegriffen hat, und daß, wenn dieß Geschwür erscheint, kein anderer Theil leidet, so würde es nicht klug gehandelt seyn, dieses Geschwür zu heilen. Manche Leute leiden im Frühjahr an Kopfschmerzen, Geschwüren im Schlunde, Schmerzen

zen in der Brust, oder Hautkrankheiten, je nachdem nun das eine oder andere der empfindlichste oder schwächste Theil bey der Person ist, die von solchen Anfällen leidet. Wenn so eine Person ein Fußgeschwür hat, und jene im Körper liegenden Uebel werfen sich auf die Beine, welche nun für solche Anfälle empfänglicher geworden sind, als irgend ein anderer Theil des Körpers, so würde es sehr unklug seyn, dieß verhüten oder das Geschwür heilen zu wollen.

Daß die periodischen wiederkehrenden Uebel, deren ich eben erwähnt habe, und die gewiß jeder kennt, ein im ganzen Körper liegendes Uebel ist, welches nur einzelne Theile angreift, und eigentlich keine Krankheit der Theile selbst ausmacht, will ich durch folgendes Beyspiel erläutern, deren ich, wenn es nöthig wäre, noch mehrere anführen könnte.

Ein Herr, welcher mehrere Jahre lang jeden Frühling heftigen Brustbeschwerden unterworfen gewesen war, bekam an der Blase ein sehr beschwerliches Uebel; sobald als dieß Eingeweide der schwächste und empfindlichste Theil wurde, verlor sich die periodische Wiederkehr der Brustbeschwerden gänzlich, und warf sich nun auf die Blase, so daß zwar die jenem Uebel eignen Zufälle beständig fortdauerten, er aber dabey von Zeit zu Zeit regelmäßige Anfälle von der stärksten Reitzung in der Blase verspürte.

Wenn ein Fußgeschwür mehrere Jahre gedauert hat, so wird es ein habituelles, schwer zu hebendes Uebel, welches, wenn man es heilt, leicht wieder aufbricht; indem die Theile gern wieder in einen Zustand zurückfallen, woran sie so lange gewohnt waren. Demungeachtet sehe ich keinen Grund, warum man ein Geschwür unter solchen Umständen nicht heilen sollte, wenn nur der Patient nicht sehr schwach und alt ist.

Denn in den spätern Perioden des Lebens ist es unüberlegt, nur die geringste Veränderung in der Oekonomie des Körpers zu machen, und wenn es auch in Dingen wäre, welche ihm Vortheile zu bringen scheinen; denn schon die geringste Störung wird da oft nachtheilig und schädlich.

Wenn, bey Schwäche des Körpers, eine starke Ausleerung durch den Stuhl unmittelbar den Tod nach sich gezogen hat; wenn das Abzapfen des zu lange zurückgehaltenen Urins durch den Catheder nach wenig Stunden dieselben Folgen gehabt hat, welches ich beides bezeugen kann: so zeigt dieß, daß die Actionen der zum Leben nöthigen Organe, bey schwächlichem Körper, unter Umständen, wo irgend ein Theil der Maschine nur im geringsten verletzt ist, nicht vor sich gehen können, selbst wenn der Körper überhaupt dabey keinen Verlust erleidet. Denn in beiden erwähnten Fällen mußten die ausgeleerten Contenta schon eine Zeit lang von dem Körper abgesondert und in ihre eignen Behältnisse abgesetzt seyn.

Die

Die Entfernung eines jeden gewohnten Reitzes kann bey solchem Zustand des Körpers schädlich seyn. Eine Person, die lange Zeit gewohnt ist, Morgens einen Schluck Branntwein zu trinken, leidet, wenn sie es unterläßt, etwas an ihrer Gesundheit; so kann auch der Reitz eines Geschwüres auf den ganzen Körper einen Einfluß haben, dem man ihm ohne Gefahr nicht benehmen darf. Da es durch die Heilung eines Geschwüres an den Beinen unnöthig wird, daß so vieles Blut in einen Theil zur Erzeugung des Eiters geführt werde, so kann dieß die in die Gefäße des Gehirns geführte Blutmenge vermehren, und durch Zerreißung einiger dieser Gefäße Apoplexie hervorbringen.

Man hat eine ganz eigne Wirkung des herannahendes Todes beobachtet, die man zuweilen sehr mit Unrecht auf Rechnung der Behandlungsart des Wundarztes geschrieben hat. Ein Geschwür nämlich, was wohl schon zwanzig Jahr dauerte, heilt zuweilen von selbst binnen wenig Tagen, und der Kranke stirbt einige Stunden, oder wenigstens kurze Zeit nachher.

Dieser Umstand, die Heilung des Geschwürs nämlich, scheint eine Wirkung der Veränderung zu seyn, die der Körper überhaupt oft vor seinem gänzlichen Untergange erleidet, und gleicht gewisser Maßen jenem Gefühl von ungewöhnlichem Wohlseyn, welches Personen oft kurz vor einer schweren Krankheit, oder unmittelbar vor dem Tode bemerkten.

Allgemeine Eintheilung der Geschwüre in ihre Gattungen.

Um die Mittel, welche wir anwenden, so allgemein nützlich als möglich zu machen, scheint es etwas sehr wünschenswerthes zu seyn, die verschiedenen Geschwüre an den Beinen, die in der Praxis vorkommen, in Gattungen einzutheilen, so weit dieß nämlich nach allgemeinen Grundsätzen geschehen kann; und dann die einzelnen Mittel zu bestimmen, welche bey jeder dieser Gattung ganz besonders passen.

Wenn ein Vorhaben dieser Art ausgeführt werden kann, welches ich in den gegenwärtigen Blättern versucht habe, so wird ein Wundarzt, sobald erst die Gattung eines Geschwürs bestimmt ist, nachher nur noch geringe Arbeit haben; denn alsdann hat er bloß nöthig durch Versuche zu entdecken, welches von den dieser Gattung angemessenen Mitteln hier in diesem einzelnen Falle am besten passet.

Die Kenntnisse aller für jede besondere Art von Geschwüren tauglichen Mittel gewährt auch noch einen andern Vortheil; man wird nämlich finden, wie ich es auch nachher noch weiter darthun werde, daß ein Mittel, wenn es auch im Anfange paßt, doch, wenn es länger als eine bestimmte Zeit gebraucht wird, seine Wirksamkeit verliert, und man daher statt seiner ein anderes nehmen muß, welches ähnliche Kräfte besitzt.

Die

Die genaue und ausgebreitete Aufmerksamkeit, die ich diesem Gegenstande gewidmet habe, macht es mir wahrscheinlich, daß Geschwüre an den Beinen in folgenden Umständen von einander verschieden sind: örtliche Idiosynkrasien; Idiosynkrasien, die dem ganzen Körper eigen sind; eigene Disposition der Theile oder des ganzen Körpers, und kränkliche Disposition der Theile oder des ganzen Körpers. — Daher habe ich sie in sechs verschiedene Gattungen abgetheilt, von denen jede eine eigne und verschiedene Behandlungsart erfordert.

1. Geschwüre in Theilen, deren Actionen gesundheitsgemäß sind.

2. Geschwüre in Theilen, deren Actionen zu heftig sind, als daß ihre Kräfte es aushalten können.

3. Geschwüre, wo entweder die Theile oder der ganze Körper eine kränkliche erhöhte Reitzbarkeit angenommen haben.

4. Geschwüre, wo entweder die Theile oder der ganze Körper an Unempfindlichkeit und Reitzlosigkeit leiden. (have an acquired Indolence.)

5. Geschwüre in Theilen, wo die Actionen auf eine specifike Art vor sich gehen, entweder wegen eines kränklichen Zustandes der Theile, oder des ganzen Körpers.

6. Geschwüre, wo variköser Zustand der unter der Haut laufenden Venen des Gliedes die Heilung verhindert.

 Jede

Jede dieser sechs Arten von Geschwüren werde ich einzeln abhandeln, und bey Bestimmung der verschiedenen für jede Gattung passenden Mittel werde ich dieselben, wo es angeht, nach den verschiedenen Formen, in denen sie angewandt werden können, betrachten. Denn nicht immer paßt bey verschiedenen Fällen von Einer Gattung von Geschwüren ein und dieselbe Form eines Mittels, wo doch im Allgemeinen die Kräfte des Mittels sehr anwendbar seyn können. In manchen Fällen paßt das Mittel am besten in der Form eines Dunstes; in andern in flüssigem Zustande; wieder in andern besser als Salbe; und in noch andern wiederum in Pulverform.

Zweyter Abschnitt.

Von Geschwüren in Theilen, deren Actionen gesundheitsgemäß sind.

Wenn bey einer völlig gesunden Person, durch einen Zufall, ein Theil der Haut und Muskeln am Beine zerstört oder nur ganz einfach getrennt ist, und sie nicht prima intentione vereinigt werden, so entsteht ein Geschwür. Bey einem solchen Geschwür sind weiter keine Arzneymittel zur Heilung nothwendig, indem die Theile in sich hinlängliche Kraft haben, für sich allein die verloren gegangene Haut, Muskeln oder Zellgewebe durch Entzündung oder Eiterung rc. zu regeneriren; dieß sind nämlich die Hülfsmittel, deren sich die Natur zur Wiedererzeugung von Theilen bedient.

In dieser Gattung von Geschwüren ist die Materie oder das Eiter weiß, dicklich, trennt sich leicht von der Oberfläche des Geschwürs los, und besteht, wenn man es durch ein Mikroskop betrach-

tet, aus kleinen, in einer durchsichtigen Flüssigkeit schwimmenden Kügelchen. Die Granulationen sind klein, von hellrother Farbe, und haben auf der Spitze einen Punkt; sobald sie gleiche Höhe mit der das Geschwür umgebenden Haut erreicht haben, werden die, welche der alten Haut am nächsten stehen, oben glatt, und mit einem dünnen, halb durchsichtigen Häutchen bedeckt, welches nachher undurchsichtiger wird, und das Oberhäutchen bildet.

Alles was bey der Behandlung eines solchen Geschwürs nothwendig ist, besteht darin, die Theile sauber zu halten und zu verhüten, daß, so lange der Heilungsprozeß dauert, die Actionen in den Theilen nicht unterbrochen werden; dieß geschieht im Ganzen am besten dadurch, daß man, um die Materie zu absorbiren, trockne Charpie auf die Oberfläche des Geschwürs, und über das Ganze noch ein Bäuschchen, mit Salbe bestrichen, auflegt, um zu verhüten, daß die Materie nicht austrockne, damit, nach gehörigen Zwischenzeiten, der Verband leicht abgenommen werden könne.

Diese Behandlungsart würde, wenn nicht Idiosynkrasien des Körpers eintreten, bey allen Geschwüren dieser Gattung gleich gut seyn. Diese Idiosynkrasien aber sind so verschieden, daß sie besonders abgehandelt werden müssen.

Obgleich Geschwüre in ganz gesunden Theilen niemals den Gebrauch eigner arzneyischer Zubereitun-

tungen erfordern, so ist es doch nöthig, daß der Verband so beschaffen sey, daß er für die Granulationen und die umgebende Haut nicht belästigend sey, weil, wenn dieß nur im geringsten der Fall ist, das Fortschreiten der Heilung sehr verzögert wird.

Bey manchen Patienten vertragen die Theile so wenig eine, auch nur mäßig feste, Binde, die man zur Sicherung des Verbandes anlegt, daß das Geschwür sein gesundes Ansehn verliert, welches sich aber gleich wieder einfindet, wenn man die Binde nachläßt; das habe ich verschiedenemal beobachtet.

In manchen Fällen verträgt die benachbarte Haut nicht die Anwendung von Salben; in andern will das Geschwür keine Haut bekommen, so lange seine Oberfläche von Eiter feucht ist, und man sie vor der Luft bewahrt; sobald man es hingegen dieser aussetzt, und zuläßt, daß sich ein Schorf erzeugt, heilt es auch zu.

Daß die Behandlungsarten, welche meistens gute Wirkung thun, und daher fast allgemein in Aufnahme gekommen sind, doch in einigen Fällen nachtheilig wirken, muß man auf Rechnung der Idiosynkrasien schreiben, welche auf alle Theile des Körpers Einfluß haben. Sie stehen sonst mit Krankheit in gar keiner Verbindung; denn sobald das unpassende Mittel weggenommen wird, fährt das Geschwür fort zu heilen. Diese Idiosynkrasien ver-

verdienen besondere Aufmerksamkeit, weil sie eben sowohl bey den andern Arten von Geschwüren, die wir noch betrachten wollen, vorkommen können, als bey denen von der gesunden Gattung, und weil man sie auch sonst für Wirkungen einer Krankheit halten, und dadurch zu einer sehr unpassenden Behandlung verleitet werden kann.

Da bey der Behandlung der Geschwüre dieser Gattung die Kenntniß der Idiosynkrasien, wenn dergleichen vorhanden sind, die Hauptsache ist; so sollte man über die Wirkungen, welche die verschiedenen Mittel bey einer und derselben Person vielleicht bey vormaligen Gelegenheiten hervorbrachten, Untersuchungen anstellen, ob die Haut öhlichte oder wässrige Substanzen besser vertrug; ob bey ehemaligen Geschwüren ein Schorf bewirkt wurde, wenn man sie der Luft aussetzte, oder ob das nicht der Fall war; und ob, wenn sich eine Kruste gebildet hatte, die darunter liegenden Theile mit Haut bedeckt wurden oder nicht. Durch solche Untersuchungen würde der Wundarzt in wesentlichen Stücken belehrt, und vielleicht auf einmal auf die passendste Behandlungsart geleitet werden; da im Gegentheil Mangel an Aufmerksamkeit auf diesen Gegenstand Ursache seyn kann, daß die Kur beträchtlich verzögert wird. Ich glaube, ich kann die Wahrheit dieser Bemerkung nicht in die Augen fallender machen, als durch folgendes:

Ein Schulknabe bekam durch einen Zufall mehrere kleine Geschwüre am Beine, weßwegen er, als man

man es bemerkte, auch gleich nach Hause geschickt wurde. Da er der Sohn eines Edelmanns von hohem Range war, so wurde alle mögliche Aufmerksamkeit auf ihn verwendet; alle Arten von Verband wurden angewandt, aber ohne die gehoffte Wirkung. Bey so bewandten Umständen, wurde (da das äußerliche Ansehn der Geschwüre nichts verrieth, dem man diese Verzögerung hätte zuschreiben können) vorgeschlagen, allen Verband wegzulassen, und ihn nur Tag und Nacht ein Paar weite Hosen tragen zu lassen, um zu verhüten, daß sich nichts auf der Oberfläche der Geschwüre anhänge; unter dieser Behandlungsart heilten sie sehr bald zu.

Mittel, in Beziehung auf diese Gattung von Geschwüren betrachtet.

1. In Dunstform.

In dieser Form sollte man hier gar nichts anwenden, obgleich man es sonst zuweilen in der Fomentation gethan hat; denn die Wirkung ist immer nachtheilig, indem die Granulationen dadurch in ihrer Textur lockerer, und auch weniger geneigt werden, Haut zu erzeugen.

2.

2. In flüssiger Form oder im feuchten Zustande.

Breyumschläge passen eben so wenig wie Fomentationen; in vielen Fällen hat man bemerkt, daß alcohal (in verschiedenen Proportionen verdünnet) die Granulationen, wenn sie mit der benachbarten Haut von gleicher Höhe sind, geneigt mache, eine Schorfkruste zu erzeugen; wenn man also dieß zur Absicht hat, so ist diese Form passend.

3. In Salbenform.

Salben haben selten einen andern Nutzen, als den, Austrocknung zu verhüten, und gewöhnlicher Weise berühren sie die Granulationen nicht; zu dieser Absicht sind die simpelsten Formen auch am besten, z. E. die aus gleichen Theilen Wachs und Baumöhl bereitete. Von dem Cerato epulotico behauptet man, daß es, vermöge des lapis calaminaris, welchen es enthält, die Erzeugung von neuer Haut unterstütze und beschleunige. Ich kann aus eigner Erfahrung von dieser Eigenschaft nichts sagen.

Der wichtigste Einwurf gegen die gewöhnlichen einfachen Salben, z. E. Ceratum und andere der Art, ist folgender: selbst wenn sie frisch verfertigt und im besten Zustande sind, verträgt die Haut sie zuweilen nicht; sind sie aber ranzig geworden, welches durch langes Aufbewahren geschieht, so reißen sie

sie immer beträchtlich, und vermehren die Zufälle statt sie zu vermindern.

Da die Chirurgen bey den Armeen nur alle ein oder zwey Jahr einmal mit Salben versehen werden, und diese Salben, weil sie in großer Quantität bereitet werden, bey der Bereitung leicht leiden, indem durch das Feuer das Oehl leicht empyreumatisch wird, so würde es eine weit bessere Einrichtung seyn, jedem Regimentschirurgus eine gewisse Quantität Wachs und Oehl verabfolgen zu lassen, der denn, so oft er es brauchte, sie in kleinen Quantitäten zur Salbe machen könnte, so daß er sie immer frisch hätte.

In Westindien wurden, während des letzten Krieges, die Salben in Ueberfluß geliefert, aber die Hitze in diesem Lande machte sie so ranzig, daß sie sehr reitzende Mittel wurden, die nur etwa für Geschwüre von sehr unempfindlicher, reitzloser Natur paßten.

4. In Pulserform oder im trocknen Zustande.

Wenn man es rathsam findet, eine Kruste auf der Oberfläche des Geschwürs zu bewirken, so kann man dieß sehr leicht, wenn man nur eine kleine Quantität irgend einer unwirksamen Substanz in Pulverform aufstreut; da aber trockne Leinwand oder Charpie dieselbe Absicht erfüllet, so würde ich diese aus mancherley Rücksichten vorziehen.

Wenn

Wenn eins von diesen Mitteln angewandt wird, so muß man verhüten, daß nichts mit dem auf dem Geschwür liegenden Pulver oder der Leinwand in Berührung kommt. Dieß geschieht am besten, wenn man ein kleines Leinwandbäuschchen an jede Seite des Geschwürs legt, und darüber eine Binde befestiget, so daß diese eine Art von Brücke bildet, und noch einiger Raum unter ihr bleibt, wo es denn doch die Oberfläche vor jeder Verletzung von außen sichert.

Gewöhnlich wendet man zum Verband bloß trockne Leinwand an, und als allgemeine Behandlungsart betrachtet, ist sie auch das beste. Wenn in dem Geschwür nicht hinlängliche Quantität Eiter abgesondert wird, um binnen 24 Stunden die Leinwand völlig feucht zu machen, so muß man immer einen um den andern Tag einen neuen Verband auflegen; indem das Herunternehmen der Leinwand, wenn sie nur im geringsten anklebt, die Bildung einer neuen Haut stört, und selbst die Granulationen weniger zur Erzeugung derselben geschickt macht.

Wo keine Idiosynkrasie des Körpers ihre Anwendung untersagt, unterstützt eine mäßig fest angelegte Binde die Haut und Muskeln sehr, welche, weil es dem Glied an natürlicher gesunder Bewegung fehlt, oft schlaff und atonisch sind; zugleich dient sie den neu gebildeten Theilen zum Schutz.

Dritter Abschnitt.

Von Geschwüren in Theilen, deren Actionen zu heftig sind, als daß ihre Kräfte es aushalten konnten.

Geschwüre dieser Art sind von denen in gesunden Theilen verschieden; die Granulationen sind von größerm Umfange, an der Oberfläche gerundet, weniger fest in ihrer Textur und halb durchsichtig. Wenn sie gleiche Höhe mit der übrigen Oberfläche des Körpers erreicht haben, so erzeugen sie nicht leicht Haut, sondern wachsen immer noch höher, und verlieren dann ganz die Disposition neue Haut zu formiren.

Die Geschwüre zeigen entweder gleich vom Anfange dieses Ansehn von Schwäche in den neugebildeten Theilen, oder sie sehen zuerst einige Tage lang ganz denen in gesunden Theilen vorkommenden ähnlich; hernach aber verliert sich diese Aehnlichkeit, und es finden sich erst dann an den Granulationen Zeichen von Schwäche. Denn auch die

gesundesten Granulationen scheinen, wenn sie nicht in einer bestimmten Zeit mit Haut bedeckt werden, ihre ursprüngliche Stärke zu verlieren, und in einen kraftlosen Zustand zu verfallen.

Es ist schon von den Geschwüren an den Beinen gesagt worden, daß Idiosynkrasien des Körpers beträchtlichen Einfluß auf sie haben; noch mehr hat man gefunden, daß dieß der Fall mit allem dem sey, was die Gesundheit des Patienten nur im geringsten angreift. Die äußere Gestalt der Granulationen verändert sich, so wie die Kräfte des Körpers nur im geringsten geschwächt werden; und wenn diese wieder hergestellt sind, so nehmen auch die Granulationen ihre vorige Gestalt an, so daß ein Geschwür von der gesunden Gattung gewöhnlich ein sehr genauer Maßstab der Stärke oder Schwäche des Körpers ist.

Der Einfluß, den jede Schwächung der Kräfte des Körpers auf ein Geschwür hervorbringt, ist um so größer, je weiter der Sitz des Geschwürs von der Quelle der Cirkulation entfernt ist. Wenn eine schwächliche Person an einem Beine zwey Geschwüre hat, von denen das eine nahe am Knie, das andere am Knöchel sitzt, so werden beide Geschwüre, wenn der Patient wieder zu Kräften kommt, ein besseres Ansehn bekommen, aber die Wirkung wird nicht in beiden ganz gleich seyn; an dem neben dem Knie werden zuerst wieder Zeichen von Besserung bemerkbar seyn, und es wird eher als das andere heilen. Viele mögen dieß wohl

als

als zufällig ansehen, aber die Fälle, wo es vorkommt, sind zahlreich genug, um zu beweisen, daß es auf irgend einer allgemeinen Ursache beruhe.

Alles was in dem Körper eine Störung hervorbringt, scheint zu gleicher Zeit alle Actionen der thierischen Oekonomie unvollkommen zu machen; denn so lange der Körper in so einem Zustande ist, scheint auch in der Heilung eines Geschwürs ein Stillstand Statt zu finden. Man sieht oft, daß Gemüthsangst zuweilen dieselbe Wirkung hervorbringt. Ein kleines Geschwür, von dem der Kranke fürchtet, daß es venerisch seyn möchte, wird oft 14 Tage lang dauern, ohne die geringsten Fortschritte zur Heilung zu machen; das ist die Folge von der Aengstlichkeit, die jener Verdacht erzeugt. Sobald die Seele hiervon frey ist, fängt das Geschwür an sich zu bessern, und in wenig Tagen heilt es.

Dieser Einfluß, welchen der Zustand des Körpers auf die Geschwüre hat, ist größer bey weichlichen und empfindlichen Personen als bey robusten und starken; im höchsten Grade findet er sich bey den Personen, welche wegen einer besondern Lebensart oder von den Einwirkungen eines fremden Klima's sehr empfänglich für Eindrücke von außen geworden sind. Folgende Beobachtung dient als Bestätigung dieser Meinung. Im Jahre 1778 wurden nach der Seeschlacht zwischen den Engländern und Franzosen alle verwundete Seeleute von Admiral Keppels Flotte in das Spital zu Ply-

 mouth

mouth gebracht; unter diesen waren einige hundert Kranke mit Geschwüren, (die von irgend einer Verletzung, noch am Bord des Schiffs, entstanden waren,) und meistens mit Geschwüren an den Beinen. So oft sich eine beträchtliche und plötzliche Veränderung des Wetters, z. E. von trockenem in feuchtes, ereignete, (welches an dem Theile der Küste in den Monaten October und November sehr häufig der Fall ist) so hatte das unmittelbar auch gleich Einfluß auf das Aussehn der Geschwüre; statt des Eiters schwitzten die Granulationen bloß gerinnbare Lymphe aus, welche auf der Oberfläche des Geschwürs lag, und genau wie geschmolzener Talg aussah; und wenn das Wetter sich wieder veränderte und trocken wurde, so wurde ihr Aussehen auch wieder gesunder.

Zur Heilung dieser Art von Geschwüren ist es durchaus nothwendig, besondere Aufmerksamkeit auf die Konstitution des Körpers überhaupt zu wenden; man muß solche Mittel anwenden, welche stärken, z. E. China, Eisen rc. und so viel wie möglich alles vermeiden, was auf den Körper eine nachtheilige Wirkung äußert. Dadurch wird man die örtliche Behandlung sehr unterstützen; gewöhnlich giebt man bey einem solchen kraftlosen Zustand Wein und herzstärkende Dinge; aber die Behandlung einer jeden Menschenklasse sollte sich nach ihrer Lebensart richten, und für Soldaten, so wie für die ganze Klasse von Handarbeitern ist ein starkes Bier (Porter) gewiß zuträglicher als Wein, es

er-

erhitzt nicht so sehr, und im Ganzen genommen trinken die Leute es auch lieber. In dem jetzigen Kriege werden die Hospitäler unter der Direktion des Sir John Macnamana Hayes sehr reichlich mit Porter versehen, und die Leute erlangten bey dem Gebrauch desselben ihre Gesundheit sehr schnell wieder.

In Rücksicht auf die Geschwüre selbst ist die Hauptsache, zu verhüten, daß die Granulationen sich nicht höher als die Ränder der umgebenden Haut erheben; denn es ist ein ausgemachter Satz, daß, wenn sie höher als diese hervorwachsen, sie dann auch keine Neigung haben Haut zu erzeugen. Hierauf nimmt man gewöhnlich in der Praxis nicht genug Rücksicht, sondern man wendet eine Methode an, von der man, aber mit Unrecht, glaubt, daß sie jene Wirkung habe. Man gebraucht Aetzmittel, um die zu hoch gewachsenen Granulationen wegzubeitzen, und auf diese Art werden sie dann bis beynahe zur rechten Höhe verkleinert. Es leidet keinen Zweifel, daß es dem Kranken viel Schmerz ersparen, und auch sonst von großem Nutzen seyn würde, wenn man durch irgend ein Mittel verhüten könnte, daß die Granulationen sich nicht über die Oberfläche erhöben; und dieß kann, wie ich zu zeigen mich bemühen werde, dadurch geschehen, daß man einen zu dieser Absicht passenden Verband anwendet.

Man wirft die Frage auf: ob und wie lange man Aetzmittel anwenden solle, wenn sich aus Un-

Unachtsamkeit die Granulationen in sogenanntes wildes Fleisch verwandelt haben? indem eben dadurch, daß man den obern Theil der Granulationen zerstört, das Wachsthum der überbleibenden Theile vergrößert zu werden scheint, so daß in dem neuerzeugten Fleisch die Neigung zum üppigen Wuchs nicht vermindert, sondern eher vermehrt wird, und man daher fortdauernd genöthigt ist, dieselben heftig wirkenden Mittel anzuwenden, um die Granulationen in gehörigen Schranken zu halten, bis sich bey ihnen die Neigung zur Erzeugung einer Haut einfindet; dieser Prozeß der Hauterzeugung würde aber unter einer andern Behandlungsart viel schneller vor sich gegangen seyn. Wenn man aber im Gegentheil reitzende Mittel anwendet, deren reitzende Wirkungen zugleich mit der Stärke der Granulationen im gehörigen Verhältniß stehen, so werden die obern Theile des wilden Fleisches, auf welche die Mittel unmittelbar aufgelegt werden, absorbirt, und die darunter liegenden in ihrem Wachsthum eingeschränkt. Statt daher die Oberfläche solcher Geschwüre mit Höllenstein, blauem Vitriol, rothem Quecksilberpräcipitat, oder andern gewöhnlichen Aetzmitteln zu betupfen, kann man dieselben Mittel mit andern Substanzen verbunden anwenden, wodurch ihre Wirksamkeit vermindert, und sie in bloß stark reitzende Mittel umgeändert werden. Um den Unterschied zwischen Aetzmitteln und Reitzmitteln in Rücksicht auf ihre Wirkung, vermöge deren sie das zu starke Wachsthum der Granulationen verhindern, recht auffallend zu machen,

will

will ich nur das erwähnen, was man bey der Behandlung der Warzen bemerkt hat; diese sind nämlich auch nur ein üppiger Auswuchs der Haut, und, wie die Granulationen und alle neugebildeten Theile, in Rücksicht auf ihre Lebenskräfte schwächer als die ursprünglich vorhandenen Theile.

Wenn man Aetzmittel bey Warzen anwendet, so wird dadurch ihr Wachsthum eher verstärkt als vermindert, und sie können auf diese Art nicht weggeschafft werden, wenn die Aetzmittel nicht noch unter die Grundfläche der Warze wirken, und einen Theil der darunter liegenden Haut zerstören. Wenn man aber reitzende Mittel, z. E. Sabinapulver mit Grünspan vermischt, anwendet, so erregt dieß einen gewissen Grad von Action in der mit Lebenskraft nur wenig versehenen Warze; und da diese hervorgebrachten Actionen heftiger sind als die Theile es aushalten können, so werden die letzteren wieder absorbirt, und die Warze verschwindet gänzlich; wendet man dieß Mittel aber auf der gesunden gewöhnlichen Haut an, so bringt es nicht die geringste Wirkung hervor.

Die Hauptsache bey der Heilung der Geschwüre ist, daß das neuerzeugte Fleisch, wodurch die Höhlung ausgefüllt wird, in Rücksicht auf seine Lebenskräfte so stark als möglich sey, damit es nachher nicht wieder aufbricht; alles was zu diesem Zweck beyträgt, verdient daher unsere Aufmerksamkeit. Man kann mit Grunde schließen, daß bey dem Wachsthum thierischer sowohl als vegetabilischer

Substanzen die Theile, welche schneller wachsen, allemal schwächer sind als die, in denen das Wachsen langsam vor sich geht; und wenn bey Granulationen, welche schon vorher stärker wachsen als ihre Theile es aushalten können, dieß schnelle Wachsthum noch durch die Wegnahme einzelner Theile vermehrt wird, so müssen diese Granulationen wirklich noch schwächer werden als sie vorher waren. Wenn diese Meinung ganz richtig ist, wovon ich (da die Beobachtungen, auf die sie sich stützt, aus der Praxis genommen sind) völlig überzeugt bin, so müßte die Behandlung der Geschwüre aus einem Gesichtspunkte betrachtet werden, den man bis jetzt fast ganz außer Acht gelassen hat. Ihrem zu großen Wachsthum muß gleich im ersten Zeitraume ihrer Entstehung durch solche gegenwirkende Mittel gesteuert werden, über die sie nur mit genauer Noth den Sieg davon tragen können; dieß verzögert zu gleicher Zeit ihr Wachsthum, und erlaubt ihnen doch, daß sie durch eigene Actionen die gehörige Stärke erlangen; denn die neugebildeten Theile im lebenden Körper bekommen größere oder geringere Kräfte, in Proportion zu den Actionen, die sie verrichten müssen. Dieß hat aber auch seine Gränzen; denn wenn die Actionen ihre Kräfte übersteigen, so nehmen die absorbirenden Gefäße die Theile wieder gänzlich weg, und die Natur bemüht sich einen neuen Wuchs von Granulationen hervorzubringen, welche stark genug wären, die in den Theilen erregten Actionen auszuhalten. Oft aber können sie das auch nicht, und das Geschwür bleibt als-

alsdann so lange unverändert, bis man das zu sehr reitzende Mittel wegläßt.

Deßwegen ist bey dieser Gattung von Geschwüren der durch fest angelangte Binden hervorgebrachte Druck so wirksam befunden worden; und aus eben diesem Grunde brechen die Geschwüre, welche, während daß der Patient dabey herumgeht und arbeitet, geheilt werden, nicht so leicht wieder auf, als die, welche unter völliger Ruhe und ohne daß der Kranke sich Bewegung macht zuheilen.

Ich habe es um so weitläuftiger aus einander gesetzt, wie nothwendig es sey, gleich bey dem Entstehen der Granulationen gehörige Aufmerksamkeit auf ihre Stärkung zu wenden, weil ich gefunden habe, daß die schon vorhandenen nicht mehr in demselben Grade gestärkt werden zu können scheinen; sondern daß sie, wenn nur im geringsten die Bewegung in den Theilen vermehrt wird, gleich wieder verschwinden, selbst wenn man glauben sollte, sie hätten hinlänglich Zeit gehabt, neue Stärke zu erlangen, und das Geschwür schon völlig geheilt ist. Wir haben in unsern öffentlichen Spitälern tägliche Proben von dieser Schwäche der Granulationen in jedem Stadium ihres Wachsthums. Wenn ein Patient erst kürzlich mit einem Geschwür aufgenommen ist, das wegen zweckwidriger Behandlung sich in einem sehr übeln Zustande befindet, und wo sich keine deutlichen Granulationen zeigen, so wird oft unter der Anwendung von Breyumschlägen die Oberfläche rein, und es erheben

ben sich allenthalben Granulationen; diese wachsen und scheinen, wenn man sie nicht sehr genau betrachtet, gesund und stark zu seyn, so lange der Patient im Bette bleibt; sobald er aber herumzugehen anfängt, breitet sich das Geschwür weiter aus, weil die Bewegungen des Gliedes stärker sind als es die Granulationen aushalten können; sie verschwinden daher, und werden von den absorbirenden Gefäßen wieder eingesogen. Wird der Patient im Bette gehalten, so heilt das Geschwür, und er kann das Spital vollkommen wohl verlassen; sobald er aber zu seiner gewohnten Beschäftigung zurückkehrt, verschwinden die Granulationen, welche zu schwach sind, um sich selbst zu erhalten, das Geschwür bricht wieder auf, und nimmt wieder denselben Umfang ein, wie vorher.

Da dieß eine der gewöhnlichsten Gattungen von Geschwüren ist, denen Soldaten unterworfen sind, so ist es für Militärchirurgen von der äußersten Wichtigkeit, sich genau mit der Ursache bekannt zu machen, warum so viele derselben wieder aufbrechen, damit sie diese Folgen vermeiden, und durch ihre Behandlung ihre Patienten in den Stand setzen können, so bald als möglich, nachdem die Geschwüre zugeheilt sind, wieder Dienste zu thun.

Geschwüre an den Beinen sind im Anfange oft von der ganz gesunden Gattung; aber bey ihrer Größe müssen die in der Mitte liegenden Theile oft so lange bloß liegen, ohne mit Haut überzogen zu werden, daß die Granulationen schwach werden,

und

und, wenn sie die Höhe der übrigen Haut erreicht haben, immer in einem und demselben Zustande bleiben, und zur Erzeugung von Haut nicht die geringste Disposition zeigen. Ist dieß der Fall, so wachsen sie gemeiniglich nach Verlauf von einem oder zwey Tagen wieder schneller, und werden wildes Fleisch.

Bey der Behandlung solcher Geschwüre muß man daher auf diese Umstände Rücksicht nehmen, und die Granulationen, wenn sie die gehörige Höhe erreicht haben, und doch auf ihrer Oberfläche kein halb durchsichtiges Häutchen bekommen, als schwache Theile betrachten und auch so behandeln. Die einfachste, und (wenn keine Idiosynkrasien des Körpers es verbieten) beste Behandlungsart ist, wenn man Druck anwendet. Dieser wird am besten zuwege gebracht, wenn man ein Stückchen Metall über den Verband legt, und eine feste Binde um das Glied zieht; wo denn durch den Druck der Theile die Cirkulation in den Venen schneller vor sich geht, als wenn man die Theile bloß sich selbst überläßt.

Mittel, in Beziehung auf diese Gattung von Geschwüren betrachtet.

Es ist zweifelhaft, ob wir im Stande sind, durch örtliche Mittel Theile zu stärken; aber eben so zweifelhaft ist es auch, ob der ganze Körper durch innerliche Arzneymittel wirklich gestärkt werden könne; indem eigentliche Stärke dem Körper nur vermöge des Nahrungsstoffes gegeben werden kann, der doch in Arzneymitteln nicht enthalten ist.

Es ist aber keineswegs unpassend, diejenigen Arzneymittel stärkend zu nennen, welche folgende Eigenschaften besitzen: 1. die vermöge ihrer Wirkung auf die innere Haut des Magens die Absonderung desselben vermehren, so daß eine größere Menge Nahrungsmittel in Chylus verwandelt verwandelt werden kann. 2. die, welche auf die absorbirenden Gefäße wirken, dieselben reitzen, so daß sie eine größere Menge Chylus aufnehmen. 3. die dadurch, daß sie die Actionen der verschiedenen Theile des Körpers mäßigen, im Ganzen die Aufwendung der Nahrungssäfte des Körpers vermindern; — denn alle Arzneymittel, die auf diesen verschiedenen Wegen wirken, tragen auf eine indirecte Art dazu bey, den Körper stärker zu machen, als er vorher war.

Eben diese Bemerkungen sind mit gleichem Rechte auch auf die äußerlichen Mittel anwendbar, die man bey Geschwüren in geschwächten Theilen gebraucht. Alles, was verhütet, daß die Granulatio-

tionen sich nicht durch zu üppiges Wachsthum erschöpfen, oder was sie reizt, mehr Nahrung aus den Arterien an sich zu ziehen, trägt auch wirklich dazu bey sie stärker zu machen.

1. Mittel in Dunstform.

Die Fomentationen, welche man bey einigen andern Arten von Geschwüren anwendet, passen nicht bey solchen, deren Actionen stärker sind als ihre Kräfte es aushalten können; indem die Wärme die Actionen der Theile vermehrt und beschleunigt, ihnen eine größere Neigung zum üppigen Wachsthum giebt, und sie noch schwächer macht als sie sind. Auch erregen Fomentationen, bey sehr geschwächten Theilen angewandt, sehr oft Schmerzen. Dieß geschieht immer, wenn die durch die Wärme erregte Action heftiger ist, als es die Theile leicht vollbringen und aushalten können; wo sich dieß Symptom zeigt, muß man sie daher weglassen.

Statt der gewöhnlichen Fomentationen kann man mit Nutzen Spiritus vini und ein Dekokt von Mohnköpfen, von beiden gleich viel, anwenden; nur darf es bey der Anwendung nicht zu heiß seyn. Dieß besänftigt oft die erhöhte Empfindlichkeit der Theile, und mindert ihre Actionen. Auch da, wo die Granulationen absterben zu wollen scheinen, (to run into mortification) ist es oft ein Mittel dieß zu verhüten.

2. In flüssiger Form oder im feuchten Zustande.

Warme Breyumschläge passen aus den schon angegebenen Gründen auch nicht bey dieser Gattung von Geschwüren. — Das argentum nitratum in Wasser aufgelöset, und nach dem Zustande des Geschwürs bald mehr bald weniger verdünnt, ist eins der besten Mittel in flüssiger Form.

3. In Pulverform.

Man wendet verschiedene Arzneymittel in der Pulverform bey dieser Gattung von Geschwüren an; die gewöhnlichsten sind China und lapis calaminaris. Von der China behauptet man, daß sie die Granulationen stärke, und der lapis calaminaris soll sie zur Erzeugung von Haut geneigt machen. Ich habe beide oft angewandt, kann aber aus meiner Erfahrung nicht sonderlich viel Gutes von ihnen sagen, indem ich nie die ihnen beygelegten Wirkungen so deutlich bemerkt habe, daß sie den großen Ruf verdienten, den sie sich erworben haben.

Gepülverte Kreide und Gyps hat man als Mittel vorgeschlagen, die zur Erzeugung der Haut disponiren sollten; aber es scheint, daß man ihnen diese Kräfte nur mit Unrecht beygelegt hat.

Kohlenpulver hat man mit Nutzen angewandt; aber seine Wirkungen sind doch in Geschwüren, die mit erhöhter Reitzbarkeit begleitet sind, beträchtlicher, als in denen, wo besonders Schwäche vorhanden ist.

Gepülverte Rhabarber ist ein Mittel, welches ich bey mehrern Gattungen von Geschwüren angewendet habe, und selbst vor einigen Jahren dem Publico zu empfehlen wagte. *)

Sie scheint besonders bey dieser Gattung von Geschwüren zu passen, indem sie gegen den zu schnellen üppigen Wuchs der Granulationen wirkt, sie kleiner und fester und zur Erzeugung einer Haut geneigt macht; wenn sie aber schon beträchtlich über die Fläche der Haut hervorragen, so wirkt sie nicht stark genug um sie kleiner zu machen.

Die Rhabarber bildet zuweilen an den Rändern des Geschwürs eine Kruste, die man von Zeit zu Zeit wegnehmen muß, damit sich nicht Materie darunter anhäufe; doch muß dieß sehr vorsichtig geschehen, um zu verhüten, daß man die neue Haut nicht verletze, die sich an den Rändern bildet, und deren Erzeugung die Kruste zu begünstigen scheint.

Wenn die Rhabarber für sich allein zu reitzend wirkt, wie es zuweilen geschieht, so wird das Mittel beträchtlich milder wirken, wenn man den vierten Theil gepülvertes Opium hinzusetzt.

Dabey ist zu merken, daß man, wenn man eins der angeführten Pulver anwendet, allemal ein Stück Leinwand, so groß wie das Geschwür selbst, über

*) Siehe den ersten Band von den Transactions of a Society for the inprovement of medical and chirurgical Knowledge.

über das Pulver zu legen, und das Ganze mit einem Bäuschchen, mit einfacher Salbe bestrichen, bedekken muß.

4. In Salbenform.

Salben scheint diese Gattung von Geschwüren weniger als alle andern zu vertragen; und in vielen Fällen, wo sie lange Zeit angewandt waren, wird, so wie man sie wegläßt, alles fast unmittelbar nachher ein besseres Ansehn bekommen. Dieß habe ich so oft gesehn, daß ich gar nicht mehr daran zweifle; und selbst da, wo der gepülverte lapis calaminaris gute Dienste that, war ich immer geneigt zu vermuthen, daß er dieß nur dadurch thue, weil er die Granulationen vor der Salbe sicherte, mit der sie vorher, ehe das Pulver angewandt wurde, immer mehr oder weniger in Berührung waren.

Obgleich die Salben sehr oft nicht passen, so kann man doch nicht behaupten, daß sie dieß immer thun; man kann sie daher in den Fällen versuchen, wo die Heilung nicht durch andere Mittel bewirkt werden kann.

Die in solchen Fällen noch am besten passende Salbe ist das Unguentum hydrargyri nitrati, in der Proportion wie eins zu fünf mit Schweinefett vermischt.

Simples Wachs mit etwas wenigem hydrargyrum nitratum rubrum ist ebenfalls ein treffliches Mittel. Diese Mischungen hemmen beide den

den Auswuchs des wilden Fleisches, und sind fast am besten, um es, wenn es zu groß geworden ist, wieder kleiner zu machen.

Nachdem ich die verschiedenen Mittel aufgezählt habe, deren ich mich mit Nutzen bey Geschwüren dieser Gattung bedient habe, wird es nöthig seyn, die Ordnung, in der sie in der Praxis auf einander folgen, zu bestimmen, und zwar so, daß ich mit dem nützlichsten und wirksamsten anfange.

Die Rhabarber scheint bey den meisten Patienten zu passen, und ist also das Mittel, das ich immer zuerst versuchen würde. Man muß nicht über ihre Wirksamkeit entscheiden, wenn man sie 2 oder 3 Tage angewandt hat; denn in dem Zeitraume scheint Anfangs ein jedes Mittel zu passen. Aber wenn das Geschwür eine Woche lang sich bessert, so muß man das Mittel fortbrauchen; bleibt hingegen das Geschwür noch nach dem dritten Tag der Anwendung des Mittels in eben demselben Zustande, so kann man das Mittel weglassen.

Wenn die Rhabarber nicht paßt, so nehme man das Argentum nitratum in Wasser aufgelöset, und so sehr verdünnt, bis es, auf die Zunge gebracht, nur einen zusammenziehenden Geschmack hat. Wenn dieß nicht bekommt, oder keine Besserung in dem Geschwür verursacht, so wende ich das Unguentum hydrargyri nitrati an. Und wenn das Geschwür

 sich

sich auch dann noch nicht der Heilung nähert, so bediene ich mich des Cerati epulotici oder einer andern gemeinen Salbe in Verbindung mit Hydrargyrum nitratum rubrum, so daß von letzterm eine halbe Drachme auf eine Unze Salbe kommt.

Man mag nun von diesen Mitteln anwenden welches man will, so muß man das Geschwür doch nur alle 24 Stunden einmal verbinden; es sey denn, daß die Absonderung der Materie so stark wäre, daß es öfterer nöthig würde.

Vierter Abschnitt.

Von Geschwüren, wo entweder die Theile oder der ganze Körper eine kränklich erhöhte Reitzbarkeit angenommen haben.

Wenn sich bey einer Person von gesundem Körper ein Geschwür an den Beinen einfindet, so kann, wenn anders die Behandlung so ist als sie seyn muß, die Heilung nur durch Schwäche der Theile verhindert werden. Wenn aber der Körper in keinem völlig gesunden Zustande sich befindet, die Ursache davon sey nun irgend eine natürliche Idiosynkrasie oder eine zufällige schädliche Einwirkung, so kann dieß ein Grund seyn, daß das Geschwür sich nicht bessern will, und daß es ganz anders aussieht, als ein gesundes Geschwür. Wenn solche Veränderungen eintreten, so muß man immer darauf Rücksicht nehmen, daß der Körper großen Einfluß auf dieselben hat. Zeigt sich zu der Zeit im Körper Neigung zu kränklich erhöhter Reitzbarkeit,

zu Unempfindlichkeit, (indolence) oder zu Uebeln, die über die ganze Konstitution verbreitet sind und in derselben ihren Grund haben, so nimmt das Geschwür einen mit jenen Zuständen übereinstimmenden Charakter an.

Man sollte doch wohl glauben, daß diese drey Dispositionen so sehr von einander unterschieden wären, daß man ein Geschwür mit erhöhter Reizbarkeit, ein anderes, bey dem sich Unempfindlichkeit, und eins, wobey sich specifische kränkliche Actionen zeigten, durch ihr äußeres Ansehn leicht von einander unterscheiden könnte. Dieß verhält sich aber keineswegs immer so; denn ob es gleich in ganz deutlich charakterisirten Fällen keine Schwierigkeiten hat, die Natur eines Geschwürs nach dem Zustand der Granulationen zu bestimmen, so kann man sich doch in den wenigsten Fällen auf diese Bestimmungsart verlassen.

Die Disposition eines Geschwürs, so wie die des ganzen Körpers überhaupt, kann man nur einzig und allein dadurch bestimmen, daß man die Actionen genau untersucht, welche durch die verschiedenen Eindrücke, die auf die Geschwüre wirken, hervorgebracht werden. Der Umstand, daß man auf diese Art, Kranke zu beobachten, zu wenig Aufmerksamkeit verwendet hat, ist auch Schuld, daß man gemeiniglich von Geschwüren, die ihrem äußeren Ansehn nach überein kamen, glaubte, sie müßten zu einer und derselben Gattung gehören: dieß hat unsere Fortschritte in der Kenntniß der

Be-

Behandlung der Geschwüre beträchtlich verzögert, indem es verursachte, daß man bey der Anwendung der einmal gebräuchlichen Mittel nicht scharfsinniger zu Werke ging; wo zugleich dadurch, daß man sie in Fällen anwandte, wo sie nicht paßten, der Ruf dieser Mittel wesentlich gelitten hat. Bey der Betrachtung der Geschwüre, die mit erhöhter Reizbarkeit begleitet sind, habe ich mir vorgenommen, nicht allein die abzuhandeln, welche ihrem ganzen Ansehn nach offenbar hierher gehören; sondern ich werde alle diejenigen, sie mögen aussehen wie sie wollen, mit einschließen, bey denen sich örtlich oder im Körper überhaupt so viele erhöhte Reizbarkeit findet, daß zu ihrer Heilung besänftigende Mittel erfordert werden. Und so wird man finden, daß dann eine größere Menge von Geschwüren hierher gehört, als man beym ersten Anblick glauben sollte.

Es giebt einige Zeichen, durch die es gleich außer Zweifel gesetzt wird, daß ein Geschwür zu der reizbaren Gattung gehört, und welche daher, wenn sie vorhanden sind, alle weitere Nachforschungen unnöthig machen. Folgendes sind die Hauptzeichen der erhöhten Reizbarkeit.

Der Rand der das Geschwür umgebenden Haut ist gezackt, und endigt sich in scharfe und unten hohl liegende Spitzen; der Boden des Geschwürs bildet Höhlen von verschiedener Größe. Es finden sich keine deutlichen Spuren von Granulationen, sondern nur eine weiße schwammichte Substanz mit

einer dünnen, jaucheartigen Feuchtigkeit bedeckt. Alles was die Oberfläche berührt, erregt Schmerz und gemeiniglich auch Blutung.

Finden sich diese Zeichen nicht gegenwärtig, so geben uns oft die vorhergegangene Geschichte des Uebels und die Wirkung der verschiedenen angewandten Mittel einigen Aufschluß über die Disposition des Geschwürs. In den Fällen aber, wo man solche Umstände nicht auffinden kann, und das äußerliche Ansehn uns in Zweifel läßt, halte ich es für rathsam, die Behandlung mit der Idee, daß das Geschwür kränklich reizbar sey, anzufangen; indem sie, wo wir Unrecht haben, nur ein Irrthum ohne sonderliche Folgen ist, und uns doch in den Fällen, wo wir Recht hatten, einen beträchtlichen Vortheil gewährt, weil wir dadurch die ganze Zeit gewinnen, die wir auf den Versuch verwendeten.

Wenn sich über der Hervorragung der Fibula, welche den äußern Knöchel bildet, ein Geschwür einfindet, so bekommt es meistens das Ansehn eines reizbaren Geschwürs; dieß scheint von der Natur des Theiles von dem Gliede, wo es entstand, herzurühren, und von jeder allgemeinen oder örtlichen Disposition zur erhöhten Reizbarkeit ganz unabhängig zu seyn. Wahrscheinlich wird das Periostium, welches hier ganz nahe unter der Haut liegt, der Sitz des Geschwürs, wodurch es denn sehr schwer zu heilen ist, und ein ganz besonderes Aussehen bekommt. Vor einigen Jahren noch glaubte

glaubte ich, daß in solchen Fälleu allemal der Knochen angegriffen sey, weil ich dieß bey einigen sehr langwierigen Geschwüren in diesen Theilen bemerkt hatte; aber seit der Zeit habe ich gesehn, daß viele, wenn auch langsam, geheilt wurden, ohne daß der Knochen angegriffen war; und hieraus schließe ich, daß die fast immer bey der Heilung Statt findenden Schwierigkeiten nicht nothwendig von dem Zustande des Knochens abhängen.

In dieser Meinung bin ich noch mehr bestärkt, da ich oftmals Geschwüre auf dem Ligament der Kniescheiben und auf dem Periostio der vordern Fläche der Tibia gesehen habe, welche ein ähnliches Ansehen hatten, und in der Heilung eben so langwierig waren.

Ein Hauptpunkt, den man bey der Behandlung der Geschwüre nie aus den Augen verlieren darf, ist die genaue Bestimmung ihrer Natur; man kann nicht aufmerksam genug seyn um dieß richtig zu untersuchen. Wenn aber dieß geschehen ist, wenn man einmal bestimmt hat, daß das Geschwür zur reitzbaren Gattung gehört, so ist wenig Schwierigkeit mehr übrig. Da muß man nur noch ausfündig machen, welches von den besänftigenden Mitteln am besten bey dem Falle paßt, den man eben behandelt, und in welcher Form man es am besten anwendet.

Ich habe schon erwähnt, wie die Konstitutionen des Körpers so sehr verschieden sind, und wir finden,

 daß

daß ihr Einfluß eine eben so große Verschiedenheit in der Disposition der Geschwüre hervorbringt. Es ist daher nothwendig, eine Menge verschiedener Mittel zu haben, welche in dem Grade ihrer Wirksamkeit verschieden sind, und in verschiedenen Formen angewandt werden können, um sie den Eigenthümlichkeiten einzelner Fälle von einer und derselben Gattung von Geschwüren anzupassen. Dieser Umstand gewährt dem Wundarzt, der recht ausgebreitete Kenntnisse von der Wirkung der verschiedenen äußerlichen Mittel hat, einen wesentlichen Vortheil; denn, weil er größere Hülfsquellen besitzt, so kann er mit den Mitteln abwechseln, und wird dadurch endlich seinen Zweck erreichen, wo ein anderer, der in seiner Praxis nur wenige Mittel angewandt hatte, nichts ausgerichtet haben würde. Ein angehender Wundarzt sollte daher keine Mühe sparen, sich von Kenntnissen dieser Art einen so großen Vorrath zu verschaffen, als nur immer möglich ist.

Ein sonderbarer, die Behandlung der Geschwüre betreffender Umstand, macht diese ausgebreitete Kenntniß der bey ihnen anwendbaren Mittel noch nöthiger; daß nämlich in sehr wenigen Fällen die Heilung, unter einer und derselben Behandlung, länger als eine gewisse Zeit fortschreiten wird; weil die Wirkung, die ein Mittel im Anfang hervorbringt, durch die Gewohnheit aufhört, so daß man statt des vorigen ein anderes anwenden muß. Dieser Wechsel in der Behandlung, wenn man sie

eine

eine Zeit lang angewandt hat, ist so nothwendig, daß er auch selbst in den Fällen von augenscheinlichen Nutzen ist, wo man doch von einem kräftigen Mittel zu einem andern schwächern übergeht; welches, wenn man es gleich Anfangs angewandt hätte, wenig oder nichts gewirkt haben würde. Diese Besserung nach einem schwächer wirkenden Mittel dauert freylich nur kurze Zeit; wendet man aber statt des vorigen Mittels eins an, was demselben an Wirksamkeit völlig oder doch beynahe gleichkommt, so ist der Nutzen auch dauernder.

Dieser Umstand stimmt mit dem überein, was man auch bey der Behandlung innerlicher Krankheiten in Beziehung auf innere und äußere Mittel und andere Umstände beobachtet hat. Sehr oft findet man, daß eine Veränderung der Luft nöthig sey, nicht sowohl der schlechten in eine bessere, sondern weil der Patient sich zu lange in derselben Luft aufgehalten hatte, so daß es allein der Wechsel ist, welcher fehlt; ja man würde selbst dann Vortheil von diesem Wechsel bemerken, wenn er aus einer reinen Luft in eine viel weniger zuträgliche Statt fände.

Mittel, in Beziehung auf diese Gattung von Geschwüren betrachtet.

Jetzt will ich die verschiedenen Mittel bestimmen, welche bey dieser Gattung von Geschwüren passen; zugleich werde ich es der Urtheilskraft des Arztes überlassen, diejenigen Mittel auszuwählen, die in den Fällen, welche er eben behandelt, am passendsten sind.

1. In Dunstform.

Bey kränklich reitzbaren Geschwüren passen Mittel in dieser Form mehr als bey andern, indem die Wärme in den meisten Fällen den Reitz besänftigt, und den Schmerz lindert. Der Dunst von gemeinem Wasser ist seines Wärmgrades wegen bey kränklich reitzbaren Geschwüren sehr besänftigend; doch wendet man ihn selten für sich allein an, sondern meistens in Verbindung mit andern Substanzen, die entweder auch besänftigend sind, oder denen man wenigstens solche Eigenschaften beylegt.

Der den Wasserdünsten beygemischte Dunst von Weingeist vermehrt noch die reitzmildernden Kräfte von jenen.

Opium wird mit Nutzen als Fomentation in verschiedenen Formen angewandt; z. E. Tinctura thebaica auf Flanell gesprengt, der in heißem Wasser ausgerungen ist; Extract. opii in Wasser aufgelöset; oder ein Dekokt von Mohnköpfen, warm mit Flanell umgeschlagen.

Cha-

Chamillenblumen mit heißem Wasser infundirt; die Spitzen von Wermuth zum Dekokt; eine Abkochung der frischen oder trocknen Blätter von Schierling, (hemlock) wird auch als Fomentation gebraucht. Das Extrakt von Schierling (hemlock) und Extract. opii in heißem Wasser aufgelöset, geben eine sehr dienliche Flüssigkeit zu Fomentationen bey erhöhter Reizbarkeit.

Eine große Unbequemlichkeit bey der Anwendung der Fomentationen ist die kurze Zeit, in der sie eigentlich und allemal angewandt werden können; zuweilen aber dauert ihre gute Wirkung noch Stunden lang nach ihrer Anwendung fort.

Es giebt Fälle von kränklich reizbaren Geschwüren, welche durch jede warm angewendete Substanz noch schmerzhafter werden: bey solchen Geschwüren hat das Geschwür gewöhnlich eine andere Farbe, es hat bis zu einiger Entfernung von dem Geschwür ein buntes purpurfarbnes Ansehn; der untere Theil des Beins ist dabey ungewöhnlich kalt. Wenn der Fall eintritt, so sollte man keine Fomentationen anwenden. Ich glaube, daß sich in solchen Fällen Neigung zum Brand und Absterben einfindet, indem die Theile außerordentlich schwach und reizbar sind, und kaum in ihrem Zustande sich erhalten können, so daß die durch Wärme erregte Thätigkeit die Eiterung der schwächsten Theile beschleunigt und hervorbringt, welches beides mit Schmerzen begleitet ist.

2.

2. In feuchtem Zustande.

Die allereinfachste Zusammensetzung in dieser Form ist gewöhnlich der Breyumschlag, den man aus Semmelkrumen und Wasser mit etwas Oehl oder Schweinfett, oder aus Semmel und Milch macht. Man zieht oft das Wasser der Milch vor, weil letztere sehr bald dem Geruch beschwerlich fällt. So viel man aber dem Zeugniß der Patienten trauen kann, hat doch die Milch besänftigende Eigenschaften, indem die Theile unter der Anwendung eines Breyumschlags mit Milch weniger schmerzen, als wo man ihn mit Wasser oder Dekokt von Mohnköpfen verfertigt hat. Leinsaamenmehl ist besser zu Breyumschlägen als Semmel: es erfordert kein Oehl, welches manche Geschwüre nicht vertragen, es ist auch etwas zähe zusammenhängend, kann daher mehr unmittelbar auf die Theile gebracht, und doch leicht wieder weggenommen werden. Auch kann man es schneller bereiten, da man bloß nöthig hat kochendes Wasser zum Mehl zu gießen, wo denn gleich der Breyumschlag zum Auflegen fertig ist.

Die Auflösung des Bleyextrakts in Wasser ist sehr als ein in der Form eines Breyumschlages anwendbares Mittel empfohlen; es paßt auch in vielen Fällen, aber in andern vertragen es die Theile nicht; auch hat man bemerkt, daß es, wenn man es auf eine lange Zeit anwendet, leicht Bleykolik erregt; man sey daher bey der Anwendung sehr vorsichtig.

Mit einem Dekokt von Mohnköpfen kann man einen sehr guten Breyumschlag bereiten, nur wird er in einigen Fällen auch nicht vertragen; jedoch ist bey reitzbaren Geschwüren dieß mit ihm weniger der Fall als mit Bleypräparaten.

Geriebene und zu Brey gestampfte Möhren machen vermöge ihrer Konsistenz einen guten Breyumschlag aus, und passen wegen der Eigenschaften der Möhren sehr gut bey reitzbaren Geschwüren; viele derselben heilen unter ihrem Gebrauch schneller als unter einer andern Behandlungsart. Es ist eigen, wenn man bemerkt, wie oft sehr geringfügige Umstände einen wesentlichen Unterschied in Rücksicht der Wirkungen eines Mittels bey einem Geschwür hervorbringen.

Ich erinnere mich eines besondern Falles, wo ein sehr reitzbares Geschwür schon von verschiedenen Wundärzten behandelt, und eine Menge Mittel bey ihm angewendet worden war; alles aber, was ich auch versuchte, wurde von dem Geschwür nicht vertragen, ausgenommen der Brey von Möhren. Aber auch dieser bewirkte nicht, daß es sich im geringsten zur Heilung anließ.

Ein anderer, welcher um Rath gefragt wurde, verordnete, daß die Möhren erst gekocht und dann zu Brey gestampft werden sollten; und unter fortdauernder Anwendung dieser Zubereitung wurde das Geschwür geheilt.

Da in den meisten Fällen dieser Gattung ein Haupteinwurf, den man gegen die Anwendung der Brey-

Breyumschläge macht, ihr Gewicht ist, so verdient es die größte Aufmerksamkeit, daß man in allen Fällen, wo es geschehen kann, das Glied auf den Breyumschlag, und nicht diesen auf das Bein lege; wenn man dieß nicht thun kann, und die durch das Gewicht des Mittels erregten Beschwerden und Schmerzen die guten Wirkungen überwiegen, so wende man doch lieber statt desselben ein leichteres Mittel an.

In den Fällen, wo Breyumschläge passend sind, ist es von großer Wichtigkeit zu bestimmen, wie lange man ihre Anwendung kontinuiren soll. Hauptsächlich hängt dieß von dem Aussehn der Granulationen ab. Sind diese klein, und nimmt der Umfang des Geschwürs schnell ab, so muß man nichts verändern, bis die Kur vollendet ist. Wenn aber die Granulationen groß und in ihrem Gewebe nicht fest sind, so würde ich rathen, den Breyumschlag wegzulassen, und wenn auch das Geschwür augenscheinlich kleiner würde.

Es wird nöthig seyn zu erwähnen, daß manche reitzbare Geschwüre eher zu heilen anfangen, als sie noch ein gesundes Ansehn bekommen; so daß oft, wenn sie auch schon über einen beträchtlichen Theil mit Haut überzogen sind, doch das übrige Geschwür noch ganz faulicht aussieht. Wenn dieß der Fall ist, so muß meiner Meinung nach der Breyumschlag immer fortgesetzt werden.

Wenn Breyumschläge, weil ihr Gewicht beträchtlicher ist als die Theile es ertragen können, nicht

nicht anwendbar sind, so kann man eine der folgenden Solutionen mit Leinwand aufschlagen; die Opiattinktur; eine Abkochung von Cicuta; Aqua lithargyri acetati composita; eine verdünnte Auflösung des Argenti nitrati. Die beste Anwendungsart dieser Mittel ist wohl die, daß man die Theile beständig feucht erhält, indem man den Umschlag, so oft er trocken wird, erneuert; aber in der gewöhnlichen Praxis, wo dieß zu umständlich seyn würde, ist es im Allgemeinen nicht anwendbar; und ein Büschel Charpie mit weißer Salbe bestrichen noch über den Verband gelegt, verhütet, daß die Leinwand nicht trocknet und auf dem Geschwür anklebt.

3. In trockner Form.

Nur sehr wenige Mittel in Pulverform sind milde genug, daß sie bey dieser Gattung von Geschwüren angewendet werden können.

Man hat kürzlich angefangen Kohlenpulver anzuwenden, und einige praktische Aerzte haben es außerordentlich empfohlen; auch nach meiner Erfahrung ist es in manchen Fällen von reitzbaren Geschwüren ein gutes Mittel; ich habe gesehn, daß es einigemal gute Dienste gethan hat, wo die andern gewöhnlichen Mittel fehl schlugen. Es hat aber das Unangenehme, daß man, seiner Farbe wegen, die Oberfläche des Geschwürs nicht bey jedem Verband sehen kann, und jeder Versuch es zu reinigen, erregt Schmerzen und reitzt die Granulationen.

Opium in Pulverform, zu gleichen Theilen mit Kohlen oder anderm Pulver, z. E. Leinsaamenmehl, vermischt, ist ein sehr nützliches Mittel. Ein merkwürdiger Umstand ist, daß manchmal das Opium in solcher Quantität absorbirt wird, daß es Schlaf hervorbringen kann. Geschieht dieß, so ist es schwer zu entscheiden, ob die hervorgebrachte Besserung von der Wirkung herrührte, die das Opium unmittelbar auf das Geschwür äußerte, oder ob die Wirkung desselben auf die Nerven die Ursache davon war.

In einigen Fällen erregt das Opium äußerlich angewandt auch wohl Schmerzen, und wenn dieß geschieht, so verschlimmert es die gewöhnlichen Zufälle.

4. In Salbenform.

Aus den nachfolgenden Gründen ist es nicht rathsam, Mittel bey reizbaren Geschwüren in dieser Form anzuwenden. Das Oehl oder Fett, woraus sie zum Theil bestehen, ist, wie ich schon erwähnt habe, meistens durch die Bereitung am Feuer mehr oder weniger ranzig geworden. So geschieht es auch, daß die Haut mancher Personen, deren Körper kränklich reizbar ist, und die daher reizbaren Geschwüren am meisten unterworfen sind, die Anwendung der gewöhnlichen Salben gar nicht vertragen kann. Unter so bewandten Umständen kann man nur sehr selten Salben zum Verband benutzen.

In

In manchen Fällen von reitzbaren Geschwüren ist Milchrahm, wo man ihn haben kann, ein sehr besänftigendes und linderndes Mittel. Die Fälle, wo er am besten paßt, sind, wo die Theile keine Wärme vertragen können, ohne daß die Schmerzen dadurch vermehrt würden. Es ist in dem Rahm eine gewisse Kühle, welche den Schmerz beträchtlich mindert.

Als ein Surrogat für den Rahm kann man mit Nutzen folgende Salbe anwenden: Man reiniget Schweinfett durch öfteres Waschen mit Brunnenwasser, und macht es dann mit ein wenig Wachs und Rosenwasser zur Salbe.

In einzelnen Fällen paßt das Unguent. cerussae acetatae, aber in vielen andern scheint es wieder zu schaden; man sey daher so vorsichtig damit, wie mit der Bleysolution.

Dieß sind die einzigen Salben, welche ich bey Geschwüren von dieser Gattung zu empfehlen wage.

5. Einwickelungen — Binden.

Bey dieser Gattung von Geschwüren wird man vom Druck keinen sonderlichen Nutzen bemerken: gewöhnlich verträgt die Oberfläche des Geschwürs gar keinen Druck, ohne schmerzhaft zu werden, und alles was Schmerz verursacht, ist in diesen Fällen nachtheilig. Die Binde die man anwendet, darf nur so fest seyn, daß sie den Verband eben

 an

an seinem Orte fest hält; und auch an andern Theilen des Beins darf sie nicht fester angezogen seyn.

Es ist bey dieser Gattung von Geschwüren sehr schwer, eine besondere Regel über die Mittel anzugeben, die man zuerst vor andern anwenden soll.

Die Breyumschläge sind noch am sichersten, um damit anzufangen, und gegen die Zeit, daß man statt ihrer andere Mittel anwenden zu müssen glaubt, wird sich der Wundarzt schon eine gewisse Kenntniß der Disposition des Geschwürs, und der Idiosynkrasien des Körpers erworben haben, die ihn bey seiner fernern Wahl leiten können.

Wenn die Reitzung sehr groß ist, so muß er die Mittel auswählen, welche die mildesten Eigenschaften, die sanfteste Form haben, und die man anwenden kann, ohne daß ihr Gewicht den geringsten Druck erregt. Unter diesen möchten denn wohl Rahm und die ihm substituirte Salbe die besten Mittel seyn.

Ist die Reitzbarkeit nicht so sehr groß, aber die Theile wenig zur Heilung geneigt, so ist eine schwache Solution des Argenti nitrati eins der vorzüglichsten Mittel.

Fünfter Abschnitt.

Von Geschwüren, bey denen sich Unempfindlichkeit (Indolence) findet.

Das Ansehn von Geschwüren, die mit Unempfindlichkeit und Reitzlosigkeit vergesellschaftet sind, ist sehr von dem verschieden, was ich bey denen von der kränklich reitzbaren Gattung beschrieben habe. Die Ränder der das Geschwür einschließenden Haut sind dick, hervorstehend, glatt und abgerundet. Die Granulationen sind glatt und glänzend an der Oberfläche. Das Eiter ist nicht gekocht, nicht gut, und besteht aus einer Mischung von Eiter und gerinnbarer Lymphe. Diese Lymphe bildet sich in losen über einander liegenden Flocken, und diese können nur mit Mühe von der Oberfläche des Geschwürs getrennt werden, so daß, wenn das Geschwür gereinigt wird, die gerinnbare Lymphe an einigen Stellen kleben bleibt, welches diesen Stellen dann ein weißliches Ansehn giebt. Der Boden des Geschwürs ist mit der Haut von ganz oder

doch beynahe gleicher Höhe; beym ersten Anblick scheint nur eine Portion der Haut und der darunter liegenden Theile weggenommen, und die entblößte Oberfläche noch nicht zur Ausfüllung der Höhle wieder thätig gewesen zu seyn.

Dieses Ansehn findet man nur bey völlig unempfindlichen (indolent) Geschwüren, wo die Symptome sehr bestimmt und unterscheidend sind; bey andern von dieser Gattung gleicht das Ansehn derselben dem von den reitzbaren Geschwüren so außerordentlich, daß man sie von diesen nur dadurch unterscheiden kann, daß milde und besänftigende Mittel entweder unnütz sind, oder, was auch oft der Fall ist, die Zufälle gar vermehren.

Beym ersten Anblick mag es sonderbar scheinen, daß reitzbare und unempfindliche Geschwüre, deren Natur so entgegen gesetzt ist, nur die geringste Aehnlichkeit mit einander haben sollen. Allein wenn man überlegt, daß das Aussehn der Geschwüre sich leicht verändert, indem es sich nach den Verschiedenheiten der Konstitution des Körpers, oder nach irgend einem zufälligen Umstand richtet, der auf die Theile gewirkt hat, so wird man es leicht begreifen.

Ein unempfindliches Geschwür wird nach jeder heftigen Anstrengung des Gliedes fast allemal ein mehr oder weniger gereitztes Ansehn bekommen. Wenn der Kranke sich der Kälte aussetzt, oder ungesunde Nahrung zu sich nimmt, so zeigt sich eine

ähn-

ähnliche Veränderung; jedesmal wenn der ganze Körper an einer Unpäßlichkeit leidet, greift auch das Geschwür um sich, und befindet sich in einem gereitzten Zustande.

Diese Gattung von Geschwüren ist es, welche der Armee so viele Leute zum Dienst unfähig macht, und welche man, nur mit zu großem Recht, als ein Opprobrium chirurgiae betrachtet hat. Bey der Armee, wo Geschwüre, die durch gewöhnliche Zufälle entstanden, vernachlässigt werden, versehen die Patienten immer noch den Dienst bey dem Regiment, bewegen sich viel, und überlassen sich allen Ausschweifungen; unter solchen Umständen arten die Geschwüre leicht in solche aus, die man zu der Gattung der unempfindlichen rechnet; und sind sie einmal in so einem Zustande, so hält man sie gewöhnlich für unheilbar. Viele dieser Geschwüre heilen oft bald hernach, wenn die Leute ihren Abschied bekommen haben, und nicht selten findet man dann nachher diese genesenen Patienten bey neuerrichteten Regimentern, wo sie sich wieder haben anwerben lassen. Dieß ist eine fast allen Militärpersonen bekannte Thatsache, und beweiset hinlänglich, daß die Geschwüre, um derentwillen Soldaten verabschiëdet werden, keineswegs alle unheilbar sind; auch werden durch sie die Leute nicht zum Soldatendienst untüchtig. Wenn einige sehr schlimme Geschwüre von dieser Gattung, die sich schon eine Zeit lang in diesem schlimmen Zustande befunden hatten, doch endlich noch geheilt worden sind, was

hätte da nicht geschehen können, wenn man früher die rechte Behandlungsart angewandt hätte!

Zu dieser Gattung gehört auch der größte Theil der Geschwüre, die in den Londner Spitälern behandelt werden, besonders die, welche an Mannspersonen vorkommen; und von diesen werden viele geheilt, obgleich sie vielleicht mehrere Jahre alt sind.

Schon die lange Dauer scheint hinlänglich zu seyn, um dem Geschwür eine unempfindliche Disposition zu geben. Es ist daher ganz unwesentlich, ob es bey seinem Ursprung gutartig, (healthy) ob es bloß mit Schwäche verbunden, oder ob es reizbar war; wird es in einer gewissen Zeit nicht geheilt, so nimmt es den Charakter von Unempfindlichkeit an. Bey reizbaren Geschwüren ist dieß indessen nicht immer der Fall, indem von ihnen einige immer bleiben wie sie sind, sie mögen auch noch so lange dauern.

Den Namen und der langen Dauer nach zu urtheilen, sollte man vielleicht glauben, daß ein unempfindliches Geschwür immer in einem und demselben Zustande bleibe, und sich wenig oder gar nicht der Besserung nähere; allein dieß ist nicht der Fall; einen so hohen Grad von Unempfindlichkeit trifft man äußerst selten. Es bildet ein solches Geschwür immer Granulationen, allein sie sind unfähig länger als eine gewisse Zeit auszudauern: so lange die Granulationen aushalten, so lange scheint auch das Geschwür sich der Besserung, wie-

wohl

wohl mit langsamen Schritten zu nähern; wenn aber diese wieder absorbirt sind, so breitet sich plötzlich das Geschwür fast bis zu seinem vorigen Umfang aus, so daß oft in 24 Stunden alles das wieder vernichtet ist, dessen Hervorbringung so viele Tage oder auch selbst Wochen erforderte. Diese Veränderung geschieht so unausbleiblich und unter so verschiedenen Umständen, daß man sie keiner äußern Ursache zuschreiben kann, sondern den Grund davon in den Granulationen selbst, die sich bey diesem unempfindlichen Zustand der Theile bildeten, suchen muß, die, indem sie ihren Zweck, zu dem sie dienen sollten, nicht erfüllen können, gleich wieder verschwinden. Doch können Gelegenheitsursachen, z. E. Veränderung der Witterung, Gemüthsunruhe und zu große Anstrengung, zu dieser Veränderung Gelegenheit geben, oder sie auffallender machen.

Es ist sonderbar, daß sowohl bey unempfindlichen Geschwüren, als auch bey denen, die mit Schwäche verbunden sind, in den Granulationen sich gleicher Mangel von Kräften findet, obgleich die Umstände so ganz verschieden zu seyn scheinen. In beiden sind die Granulationen nicht so, wie sie im gesunden Zustande seyn müssen; in den einen ist ihr Wachsthum zu stark und üppig, in den andern ist es zu schwach. Jede Abweichung der Actionen vom gesunden Zustande, es sey nun zu große Thätigkeit in geschwächten, oder zu wenig Thätigkeit in unempfindlichen reitz-

losen Theilen, macht sie gleich unfähig gesunde Granulationen zu bilden, die stark genug sind, um bey den nothwendigen Bewegungen in den Theilen, wozu sie gehören, sich erhalten zu können. Die, welche in unempfindlichen Geschwüren sich bildeten, sind in Rücksicht auf ihre Lebenskräfte viel schwächer als die andern; sie werden ohne alle deutliche Veranlassung wieder absorbirt, indem ihre Lebenskräfte erschöpft sind, und sie sich nicht länger zu erhalten vermögen.

Es ist sehr wahrscheinlich, daß bey dieser Gattung von Geschwüren die Unempfindlichkeit (indolence) die Ursache dieser Abweichungen vom gesundheitsgemäßen Zustande in den Granulationen ist; indem in manchen Fällen diese Abweichung beträchtlicher ist, wenn der Patient ruhig bleibt und im Bette liegt, als wenn er sich mehr thätig verhält; denn die allgemeinen Bewegungen des Gliedes erwecken dann auch die Thätigkeit der Theile, und bringen sie dem gesunden Zustande näher. Eine mäßig fest angelegte Bandage, welche die Muskeln unterstützt, und durch Zusammendrückung der unter der Haut laufenden Venen den Umlauf des Bluts in denselben weniger langsam macht, scheint auch wesentlich zur Heilung beyzutragen; und durch sie wird es möglich, daß das Glied gebraucht werden kann, ohne daß man so leicht Beschwerden von Anstrengung empfände.

In vielen Fällen ist durch diese Behandlungsart Heilung bewirkt, wenn schon andere von milderer Gat-

Gattung vergebens waren angewandt worden; ja sie ist so wirksam gewesen, daß man sie bey allen alten Geschwüren empfohlen hat.

Dieß ist aber gewiß wieder zu weit getrieben; demungeachtet aber beweiset es deutlich, daß Ruhe in unempfindlichen Geschwüren weniger nöthig ist als in andern. Die guten Wirkungen dieser Behandlungsart mögen zum Theil auch wohl daher entstehen, weil sie dem Einsperren und dem sitzenden Leben so gerade entgegen gesetzt ist, welche für manchen Körper so sehr nachtheilig sind, daß sie, so lange der Patient in einem solchen Zustande bleibt, die Heilung eines Geschwürs verhindern. Sehr oft tritt dieser Fall in Hospitälern ein, besonders bey Patienten, die viel auf dem Lande gelebt, und sich mit Feldarbeiten beschäftigt haben, z. E. bey Gärtnern und Landleuten. Soldaten werden zwar aus verschiedenen Ständen genommen, aber bey vielen wird das eben Gesagte auch passen.

Nach dem schon Gesagten ist es einleuchtend, daß in unempfindlichen Geschwüren die Bildung der Granulationen nur langsam vor sich geht, und daß in den schon gebildeten Theilen keine hinlängliche Kraft vorhanden ist, um völlige Heilung zu bewirken.

Nur auf die erste dieser Wirkungen der Unempfindlichkeit (indolence) hat man in der Praxis Rücksicht genommen, indem der Wundarzt schon zufrieden war, wenn er das Geschwür auf irgend

eine Art zur Heilung bringen konnte. Diese Behandlungsart ist aber sehr unvollkommen, indem wir finden, daß die Theile sich nicht halten können, sondern wieder zu Grunde gehen müssen, wenn man das Geschwür bloß durch Beförderung des Wachsthums der Granulationen zur Heilung bringt, ohne dabey ihre Disposition zu verändern. Der Zweck unserer Behandlung muß seyn, nicht allein Heilung zu bewirken, sondern diese Heilung so dauerhaft zu machen als möglich. Dieß kann einzig und allein dadurch geschehen, daß man die Disposition der Granulationen verändert, und sie stark genug macht, um, wenn das Geschwür ausgefüllt ist, auch gehörig auszuhalten. Aus diesem Gesichtspunkte werde ich nun die Behandlungsarten betrachten.

Daß die Granulationen, die in Geschwüren von dieser Gattung gebildet werden, nach den während des Wachsens angewandten Mitteln sehr in Rücksicht ihrer Güte verschieden sind, ist, wie ich glaube, durch die tägliche Erfahrung hinlänglich bewiesen; man kann es aber auch sehr leicht durch folgenden Versuch beweisen:

Man wende bey einem schon 6 Monat alten Geschwür, welches den Charakter von Unempfindlichkeit angenommen hat, eine Woche lang einen Breyumschlag von Semmel und Milch an, und untersuche nach dieser Zeit die Granulationen; gewöhnlich werden sie das Geschwür schon zum Theil ausgefüllt haben, aber dabey groß, locker und glänzend aussehn. Wenn man den Breyumschlag

nun

nun wegläßt, und eine zweyte Woche lang ein reitzendes Mittel, das für das Geschwür paßt, anwendet, und dann die Granulationen wieder untersucht, so wird man finden, daß sie eine beträchtliche Veränderung erlitten haben; sie sind kleiner, mehr fest, röthlicher und ohne Glanz. Wo dieß nun der Fall ist, kann man doch mit Recht voraussetzen, daß das Geschwür, wenn es unter der letztern Behandlung zuheilt, nicht so leicht wieder aufbrechen wird, als wenn es unter der ersten geheilt wird; denn die Substanzen, womit es unter der zweyten Behandlung ausgefüllt wird, sind von viel gesünderer Natur. Die Wahrheit dieser Meinung beruht nicht auf bloßem Räsonnement, sondern ist durch die Erfahrung bestätigt.

Die Beobachtungen eines Andern über diesen Gegenstand mögen vielleicht unparteyischer scheinen, als die Erfahrungen, die ich selbst darüber gemacht habe. Ich will daher die Resultate hier aufstellen, die ein sehr würdiger Mann, der viele Gelegenheit hatte, Geschwüre auf so verschiedene Art behandelt zu sehen, aus ihm bekannt gewordenen Thatsachen gezogen hat. Er stellte den Satz auf: daß die Zahl der unter dem Gebrauch von reitzenden Mitteln geheilten Geschwüre, welche, nachdem sie geheilt waren, nicht in kurzer Zeit wieder aufbrachen, sich im Vergleich mit ähnlichen Fällen unter einer milderen Behandlung verhalte, wie 4 zu 1. Seine Bemerkungen wurden mir kurze Zeit nachher von jemanden mitgetheilt, der sich als Kranker meinen Rath ausbat.

Zu dieser Beobachtung eines andern Wundarztes, die ich eben aufgestellt habe, muß ich noch hinzu setzen, daß meine Erfahrungen auf ähnliche Schlüsse leiten.

Da ich der Behandlung mit reitzenden Mitteln in den verschiedenen Fällen von unempfindlichen Geschwüren, welche durch verschiedene Behandlungsarten geheilt werden können, so entschieden den Vorzug gegeben habe; so brauche ich nicht mehr hinzu zu setzen, daß eigentlich nur wenige unter jene Rubrik kommen; denn auf den größten Theil haben erweichende Umschläge nicht hinlängliche Wirkung, um nur auf kurze Zeit Heilung zu bewirken.

Ich werde nun die Mittel hernennen, von denen ich gefunden habe, daß sie bey unempfindlichen Geschwüren unter den verschiedenen Umständen, unter welchen sie in der Praxis vorkommen, am besten die Heilung befördern.

Mittel, in Beziehung auf diese Gattung von Geschwüren betrachtet.

1. In Dunstform.

Man wendet sehr häufig Mittel in dieser Form bey unempfindlichen Geschwüren an. Nach den eben gemachten Bemerkungen ist es einleuchtend, daß sie die Heilung nicht mit Nutzen befördern können, und man

man sollte sie daher auch nicht in dieser Absicht anwenden; man muß nur seine Zuflucht zu ihnen nehmen, wenn das Geschwür durch irgend eine zufällige Ursache ein faulichtes Ansehn bekommen hat, und man von ihm sagen kann, daß es sich in dem Zustand einer vorübergehenden Reizung befindet. Da dieß mit der ursprünglichen Disposition in keiner Verbindung steht, und es wirklich während der Zeit eigentlich mehr ein reizbares Geschwür als ein unempfindliches ist, so muß man es auch als solches behandeln, so lange bis die Theile wieder in ihren ursprünglichen Zustand zurückkehren.

Ich habe gesehen, daß Soldaten, die seit geraumer Zeit an unempfindlichen reizlosen Geschwüren litten, doch, so lange sie sich in ihren Standquartieren aufhielten, täglich ihren Dienst thun konnten, ohne daß es sich mit den Geschwüren verschlimmerte. Aber wenn die Leute einmal einige Tage lang marschiren oder eine mit Anstrengung verbundene Arbeit thun mußten, so nahmen die Geschwüre gleich ein sehr gereiztes Ansehn an, und schienen reizbare Geschwüre von der schlimmsten Gattung zu seyn. Wenn man daher über solche Fälle urtheilen will, so ist es nöthig, sich nach dem Verhalten zu erkundigen, was die Leute einige Tage vor der Untersuchung beobachteten.

Bey den Patienten, die in unsere Londner Spitäler aufgenommen werden, sind wegen zu starker Bewegung und wegen andrer Ausschweifungen, die Geschwüre oft in einem so gereizten Zustande, daß sie

sie eine Zeit lang die Anwendung von Fomentationen und Breyumschlägen erfordern, ehe die zur Heilung eigentlich nöthige Behandlungsart angewandt werden kann.

Die gebräuchlichen Fomentationen sind Abkochungen von Kräutern, denen man die Kraft zuschreibt, Geschwüre zu reinigen, und ihnen ein besseres Ansehn zu geben; auch mögen sie die gute Meinung, die man von ihnen hat, wohl verdienen, aber die durch sie an das Geschwür gebrachte Wärme ist wahrscheinlich das Wesentlichste bey diesen Mitteln. Abkochungen von Chamillen, Wermuth, Stabwurz (southerwood) und Lorberblättern werden für diesen Zustand der Geschwüre am besten gehalten. Wenn das Geschwür um sich greift und sehr schmerzt, so leistet ein Dekokt von Mohnköpfen, entweder allein oder mit gleichen Theilen reinem Branntwein vermischt, gute Dienste. Man wendet gewöhnlich die Fomentationen mit Flanelllappen zehn Minuten oder eine Viertelstunde lang an, und zwar in der Zwischenzeit, wo man mit den Breyumschlägen wechselt, welches alle 24 Stunden gewöhnlich zweymal geschieht.

2. In flüssiger Form oder in feuchtem Zustande.

Man wendet Breyumschläge in derselben Absicht an, wie die Fomentationen, und man kann sie als verschiedene Theile einer und derselben Behandlungs-

lungsart betrachten. Fomentationen werden nur von Zeit zu Zeit, Breyumschläge aber immerfort angewandt. Man bereitet die Breyumschläge mit derselben Flüssigkeit, die man auch zu Fomentationen anwendet; aber zur Basis des Breyumschlags möchte ich statt Semmelkrumen lieber Hafermehl empfehlen.

Da sowohl Fomentationen als Breyumschläge nur in der Absicht angewandt werden, um die Geschwüre in einen Zustand zu bringen, in dem sie geheilt werden können, so sind sie eigentlich mehr Vorbereitung zur Kur, als daß sie einen Theil der regelmäßigen Behandlung solcher Geschwüre ausmachten.

Man sollte wohl bey der Behandlung der unempfindlichen Geschwüre glauben, daß alle sowohl reitzende als andere Mittel besser wirken würden, wenn man sie in flüssiger Form anwendete, weil sie, indem sie sich mit der Materie vermischen, mehr auf die Oberfläche des Geschwürs kommen und längere Zeit mit ihr in Berührung bleiben könnten. Aber dieß gilt nur in Beziehung auf die milder wirkenden Mittel; denn die, welche sehr reitzen, brauchen nicht so lange in unmittelbarer Berührung mit der Oberfläche zu bleiben, und würden, wenn es geschähe, schaden, indem die reitzenden Wirkungen stärker seyn möchten, als es die Theile ertragen können.

Da Geschwüre dieser Gattung reitzende Mittel erfordern, so ist weiter kein Grund da, warum man die

die flüssige, wässrige Form den Salben vorzöge, es sey denn, daß jene bey einzelnen Fällen etwa besser paßten.

Wenn man reitzende Mittel bey unempfindlichen Geschwüren anwendet, so ist das immer so zu verstehen, daß das Mittel in den Theilen die Actionen nur erregen soll. Aber vollbracht müssen die Actionen durch die Theile selbst werden, welche, wenn sie einmal gereitzt sind, durch die Wirkung jenes Reitzes eine beträchtliche Weile länger thätig sind, wenn die unmittelbare Wirkung des örtlichen Reitzes schon aufgehört hat. Es muß das reitzende Mittel daher gerade nur so oft angewandt werden, als eben nöthig ist, um zu verhüten, daß die Theile nicht wieder in ihren unempfindlichen Zustand zurück fallen.

Nur auf diese Art kann man die Wirkung der reitzenden Mittel erklären, z. E. die Wirkung eines Tropfens Opiat-Tinktur, der in 24 Stunden nur einmal auf die Cornea und Conjunctiva des Auges getröpfelt wird, und doch eine Entzündung des Auges hebt, obgleich das Mittel, indem die Thränen es augenblicklich wieder fortspülen, nicht länger als eine Sekunde mit dem Auge in Berührung bleibt.

Die zehn Minuten lange Anwendung des Seewassers bey einer geschwollenen Hand, die nur einmahl in 24 Stunden Statt findet, reitzt die absorbirenden Gefäße, welche nachher zu wirken fortfah-

fahren, so sehr, daß die Geschwulst in wenig Tagen völlig gehoben ist.

In diesen Fällen kann die Zeit, wie lange das Mittel angewandt wird, genau bestimmt werden, und ist sehr kurz; es würde aber auch, wenn es länger angewandt würde, durch zu heftige Wirkung schaden. In andern Fällen wirken reitzende Mittel auf eben solche Art, und sind meisten Theils auch nicht viel länger mit der Oberfläche des Geschwürs in unmittelbarer Berührung.

Es giebt unempfindliche Geschwüre bey Patienten mit geschwächtem Körper, welche (selbst wenn sie sich schon etwas der Heilung näherten) ganz ohne alle deutliche Veranlassung ein ganz faulichtes Ansehn bekommen, und so bis zu einer beträchtlichen Größe um sich greifen. Diese unangenehme Veränderung ist wohl die Folge von Schwäche in den neugebildeten Theilen, und eines kränklichen Zustandes des Körpers überhaupt. Solche Varietäten, die man nothwendig bey verschiedenen Patienten antrifft, müssen oft sehr beträchtlich seyn, und unter diesen sind gewiß einige, welche, wenn man sie klassifiziren wollte, zu der Gattung der reitzbaren Geschwüre gerechnet werden würden; da sie aber unter einer besänftigenden Behandlung nicht heilen, so können wir nach den einmal bestimmten Grundsätzen sie nicht von der Gattung der unempfindlichen Geschwüre trennen, von der sie nur eine ungewöhnliche Abart sind. Sie kommen bey Matrosen und bey Landtruppen vor, die lange zur See gewesen

sind, und man nannte sie, wenn man sie bey dieser Menschenklasse fand, scorbutische Geschwüre. Sie stehen aber durchaus in keinem nothwendigen Zusammenhang mit dem Scorbut, indem man sie an den Küsten äußerst häufig bey Menschen antrifft, welche nie an dieser Krankheit gelitten haben.

Ich habe sie in Westindien an Soldaten beobachtet, deren Gesundheit durch die Wirkungen des Klima's sehr geschwächt war; man findet sie auch nicht selten in den Londner Spitälern bey Leuten, die durch geistige Getränke ihre Gesundheit zerrüttet haben, und ich glaube daher auch nicht, daß sie zu einer eignen specifischen Krankheit gehören, sondern vermuthe, daß sie gewöhnlich bey Leuten vorkommen, deren Körper entweder durch den Genuß von gesalzenen Speisen, durch die Wirkung heißer Himmelsstriche, oder durch den Mißbrauch geistiger Getränke geschwächt ist.

Gegen solche Geschwüre ist vom Herrn D. Harris, der bey der Flotte als Arzt angestellt ist, eine neue Behandlungsart sehr anempfohlen worden. Dieser fand nämlich, daß der Magensaft von wiederkäuenden Thieren, äußerlich angewandt, bey einem ganz faulichten Geschwür den faulichten Grind wegnahm, und das Ansehn verbesserte; durch den fortgesetzten Gebrauch dieses Mittels wurde selbst völlige Heilung bewirkt. Er versuchte dieß nachher noch in vielen Fällen, und war größten Theils damit glücklich.

Durch

Durch eine so günstige Nachricht wurde ich natürlicher Weise verleitet, den Magensaft in Geschwüren dieser Gattung anzuwenden. Er erregte bey der jedesmaligen Anwendung beträchtlichen Schmerz, welcher beynahe eine halbe Stunde dauerte; aber schon in zwey Tagen bekam das Geschwür ein besseres Ansehn, und der faulichte Grind (slough) verlor sich. Wegen der Schmerzen, welche er verursacht, rechne ich ihn zu den reitzenden Mitteln.

Bey einem Patienten im St. Georgen-Spital versetzte der Magensaft einmal ein Geschwür in einen sehr günstigen Zustand; nach der Zeit aber schien es nicht weiter in der Heilung fortzuschreiten, sondern zu bleiben wie es war; wenn man statt des Magensaftes etwas andres zum Verband brauchte, so griff das Geschwür gleich um sich, wandte man ihn aber wieder an, so bekam es wieder sein günstiges Ansehn; und dieß geschah drey verschiedene Male. In diesem besondern Falle scheint der Magensaft wirklich das einzige schickliche Mittel zum Verbande gewesen zu seyn.

Der Magensaft, den man von Ochsen und Schafen erhält, muß gewiß in einem sehr verdünnten Zustande seyn; indem die Flüssigkeit, die in dem eigentlichen oder letzten Magen vorhanden ist, welches der einzige ist, in dem man ihn findet, bey Ochsen 2 bis 3 Nösel und bey Schafen eben so viel Unzen beträgt. Es scheint jenes Verfahren besonders bey Geschwüren zu passen, die bey See-

leuten vorkommen, und D. Harris hält es bey den eigentlichen scorbutischen Geschwüren für eben so wirksam; ich habe nicht Gelegenheit gehabt hierüber Versuche anzustellen. Wenn dieß wirklich der Fall wäre, so ist es ein glücklicher Umstand, daß die Seeleute gewöhnlich zur Heilung an solche Orte gebracht werden, wo der Magensaft leicht zu haben ist: denn die Thiere, welche täglich in der Nachbarschaft der Spitäler für Seeleute, zur Verproviantirung der Flotten, geschlachtet werden, bieten eine hinlängliche Quantität zum täglichen Gebrauch dar.

In Westindien, wo bey den Soldaten sehr oft Fälle vorkommen, die denen sehr ähnlich sind, bey welchen die Anwendung des Magensaftes Erleichterung schafft, wird die zu Brey geriebene frische Kassadawurzel mit augenscheinlichem Nutzen angewendet; innerlich genommen wirkt der Saft als Gift, sie muß daher als reitzendes Mittel betrachtet werden. Limoniensaft hat man auch mit großem Nutzen bey solchen Geschwüren angewandt. Auch die Auflösungen von Alaun und Vitriol sind empfohlen worden; allein aus eigner Erfahrung kann ich nichts zu ihren Gunsten sagen.

Wenn ein unempfindliches Geschwür keine der erwähnten Eigenheiten hat, so scheinen von reitzenden Mitteln, in flüssiger oder feuchter Form, folgende am leichtesten Heilung bewirken zu können.

Die Solution von Argentum nitratum oder von Höllenstein, örtlich angewandt, ist eins der nütz-

nützlichsten und besten von den Mitteln, die gewöhnlich im Gebrauch sind. Sie reizt die Granulationen, giebt ihnen ein gesünderes Ansehn, und paßt für unempfindliche Geschwüre bey einer viel größern Anzahl Patienten, als viele andere Mittel. Sie hat den Vortheil, daß ihre Stärke bis zu jedem Grade, der erforderlich ist, erhöht werden kann, so daß es für den jedesmaligen Zustand der Geschwüre passend ist. Dieß ist um so nothwendiger, weil unempfindliche Geschwüre, wenn sie irgend ein Mittel gewohnt geworden sind, (welches sie im Ganzen genommen sehr leicht werden,) alsdann nicht länger von dessen Anwendung Nutzen ziehen.

Es ist ein sonderbarer Umstand, daß ein Geschwür Anfangs diese Solution nicht stärker als bis zu einem gewissen Grad erträgt, ohne daß sich Schmerz einfindet, und ohne daß die Granulationen durch Absorbtion verschwinden; nachher aber, wenn man den Gebrauch dieses Mittels nur 14 Tage lang fortsetzt, so wird es noch einmal so stark vertragen, als es vorher angewandt wurde, ohne daß jene Wirkungen hervorgebracht würden, so daß diese vermehrte Stärke nun nöthig wird, um denselben Grad von Reizung hervorzubringen, den vorher die schwächere Solution bewirkt hatte. Man kann dieß dann als einen Beweis betrachten, daß die Granulationen viel stärker geworden sind, als sie waren.

Myrrhentinktur, entweder für sich allein oder verdünnt, je nachdem es sich für den Zustand des Ge-

Geschwüres schickt, ist in manchen Fällen ein sehr gutes Mittel; es erweckt die Thätigkeit der Theile und giebt den Granulationen ein besseres Ansehn. Aber da, wo das Geschwür sehr unempfindlich ist, verliert es seine Wirksamkeit sehr schnell, so wie das mit mehreren Mitteln, wie ich auch schon erwähnt habe, der Fall ist.

Die guten Wirkungen der Myrrhentinktur sind durch die fast allgemeine Anwendung hinlänglich außer Zweifel gesetzt, um ihr unter den Mitteln gegen unempfindliche Geschwüre einen Platz anzuweisen; da aber die Meinungen der Wundärzte über den Wirkungskreis derselben sehr verschieden seyn mögen, so will ich folgenden sehr zu ihren Gunsten redenden Beweis anführen, der von einem Geschwür hergenommen ist, das sich von andern sehr unterschied.

An einem Manne wurde die Operation des Steinschnittes verrichtet. Die Wunde wurde nach einiger Zeit ganz faulicht; sie war so reitzlos und unempfindlich, daß sich nicht einmal der faulichte Grind absondern konnte, und die Wundlefzen der zerschnittenen Haut waren von dem darüber hinfließenden Urin mit einer Rinde von steinichter Materie bedeckt, so daß auch nicht die geringste Disposition zur Heilung war. Es wurden verschiedene Mittel angewandt, um den Zustand der Wunde zu ändern, allein vergebens. Die Myrrhentinktur aber bewirkte nicht allein dieß, sondern unter ihrem Gebrauch heilten die Theile gänzlich.

Weil

Weil die Myrrhentinktur äußerlich angewandt sehr wirksam ist, so veranlaßte mich dieß, sie auch innerlich in verschiedenen Fällen zu geben, wenn ich sie äußerlich angewandt hatte, in der Absicht, die örtliche Wirkung noch durch die innerliche zu verstärken; aber ich kann nicht sagen, daß ich je sonderlichen Nutzen davon hätte entstehen sehen.

Von einem berühmten Wundarzte in Wien *) ist das Dekokt von Wallnußblättern und von den weichen Schalen der Wallnüsse sehr empfohlen worden; wie er sagt, sollen sie an Wirksamkeit faulichte Geschwüre zur Heilung zu bringen alle andern Mittel übertreffen. Ich habe sie bey mehreren reitzlosen und unempfindlichen Geschwüren angewandt, und kann auch aus meiner Erfahrung ihre gute Wirkung bestätigen.

In einzelnen Fällen hat man die Vitriolsäure angewandt, und als ein Mittel empfohlen, das bey solchen Geschwüren passe; sie ist aber doch nicht hinlänglich wirksam gewesen, um ihren Gebrauch ganz in Aufnahme zu bringen. Aus eigner Erfahrung kann ich nicht davon reden, denn ich habe sie nie anwenden sehen; vor kurzem redete ich aber noch von ihr mit einem Wundarzte, für dessen Kenntnisse ich große Achtung habe.

*) Dissertatio de utilitate decocti corticum nucum juglandium siccatorum in tractandis ulceribus. Autore D. Joanne Hunzowsky. Acta academ. medic. chirurg. Vindobonensis. Tom. prim. 1788.

In Ost- und Westindien hat man den ausgepreßten Saft der frischen Schalen verschiedener Pfefferarten als ein Ingredienz zu Mitteln gegen reitzlose und unempfindliche Geschwüre angewandt. Ich habe noch keine Gelegenheit gehabt zu bestimmen, was die eigentlichen Kräfte des Pfeffers sind, wenn man ihn äußerlich auf solche Art anwendet.

Innerlich angewandt können die Pfefferarten unempfindliche Geschwüre zur Heilung disponiren, indem sie in den Theilen einen Grad von Thätigkeit hervorbringen, der den, welcher den Theilen eigentlich eigen ist, noch übersteigt; auf diese Art bringt auch wohl Wards Teig (Wards paste) kleine Fisteln am After zur Heilung, und giebt den Wunden nach der Operation ein gesünderes Ansehn.

Man hat auch beobachtet, daß Pfeffer zuweilen eine Fistel im Mittelfleisch zur Heilung gebracht hat. Man kann seine Anwendung daher mit Recht auch auf unempfindliche reitzlose Fußgeschwüre ausdehnen; aber ich habe noch keine Erfahrung über seine Anwendung in solchen Fällen, und erwähne seiner daher nur als eines Mittels, welches verdient versucht zu werden.

Nachdem ich der Mittel, die gegen unempfindliche Geschwüre schon in Gebrauch sind, gedacht habe, will ich noch eines erwähnen, welches, wie ich glaube, noch nicht öffentlich bekannt gemacht ist.

Die Salpetersäure in einem solchen Grade verdünnt, daß sie äußerlich angewendet werden kann, habe

habe ich, nach meiner Erfahrung, als ein sehr wirksames Mittel befunden. Die Proportion muß nach den Umständen verändert werden; aber ein Scrupel auf acht Unzen Wasser, wird in den meisten Fällen passend seyn. Die beste Methode, den passenden Grad der Stärke der Solution zu bestimmen, ist die, daß man sie an die Zunge bringt; und wenn sie da bloß reizt ohne beißend zu seyn, so ist sie hinlänglich stark, um damit anzufangen.

Wenn man ein neues Mittel in Vorschlag bringt, so ist es nicht hinreichend, die Wirkung desselben bekannt zu machen; es gehört sich auch, die Ursachen anzugeben, welche uns zu seiner Anwendung bewogen haben, so daß man den wahren Grund, weßwegen es gegeben wurde, einsehen könne.

Wenn ich die verschiedenen Mittel gegen unempfindliche Geschwüre, die man gewöhnlich anwendet, musterte, so war es mir auffallend zu bemerken, daß drey derselben, auf welche ich nach meiner Erfahrung den größten Werth legte, immer als einen ihrer Bestandtheile die Salpetersäure enthielten. Die andern Bestandtheile waren entweder Quecksilber oder Silber; dieß ist der Fall mit dem Unguent. hydrargyri nitrati, mit dem Argento nitrato, und Hydrargyro nitrato rubro. Dieser Umstand zog meine Aufmerksamkeit auf sich, und ließ mich glauben, daß, weil diese chemischen Zubereitungen in einem sehr verdünnten Zustande angewandt

wandt werden, sie zum Theil zersetzt werden müssen, und daß in dem Argento nitrato etwas Metall als ein Pulver sich abscheide, noch ehe das Mittel bey dem Geschwür angewandt wird. Wenn dieß der Fall ist, so verbindet sich die frey gewordene Säure mit dem Wasser, so daß der wirksame Theil des Mittels, wenn man es dann örtlich anwendet, die Salpetersäure seyn mußte.

Diese Gründe bewogen mich, die Wirkung dieser Säure für sich allein bey verschiedenen Gattungen von Geschwüren zu versuchen. Die von der reitzbaren Gattung vertrugen sie ganz offenbar nicht; bey denen, wo Schwäche gegenwärtig war, brachte sie in einigen Fällen, und zwar sehr verdünnt, einige Besserung hervor; in andern Fällen verzögerte sie die Heilung; aber bey vielen reitzlosen und unempfindlichen Geschwüren wurde die Heilung außerordentlich dadurch befördert.

Die hervorstechende Wirkung der Salpetersäure, äußerlich angewandt, ist sehr von der Wirkung der meisten andern reitzenden Mittel verschieden. Sie vermindert die Quantität der Materie oder des Eiters; anstatt aber der Oberfläche des Geschwürs ein gesundes röthliches Ansehn zu geben, bedeckt vielmehr ein fast aschgrauer, klebriger Schleim einen Theil der Granulationen. Nahe an dem Rande ist dieser Schleim dichter und fester, er bildet da eine völlige Rinde, und hängt fest an der Oberfläche an. Wenn der Boden des Geschwürs allenthalben gleich ist, so ist er größten Theils mit die-

diesem Schleim überzogen, so daß man nur durch kleine Zwischenräume die Granulationen sieht. Wenn das Geschwür in der Mitte ausgehöhlt ist, und sich nur nach und nach gegen den Rand zu hebt, so findet man auf dem Rande die Kruste, nahe an der Ecke hat es das schleimichte Ansehn, in der Mitte aber ist gewöhnliches Eiter, so lange bis diese so hoch wie die andern Theile ist. Es folgt immer eine Kruste unter der andern, die sich denn eigentlich am Rande des Geschwürs bilden. Diese Krusten haben die größte Aehnlichkeit mit kleinen Blättchen der Cuticula; unterdessen heben sich die darunter liegenden Theile immer höher und höher, bis sie mit der Haut rund herum gleiche Höhe erlangen. Wenn dieß der Fall ist, so verzögert sich die Absonderung der Kruste um 4 oder 5 Tage, und bey ihrer Wegnahme zeigt sich unten die vollkommene Haut viel besser, als man sie gewöhnlich in einem Geschwüre antrifft, welches unter einer andern Behandlungsart zugeheilt und vernarbt ist.

Bey der ersten Anwendung erregt die verdünnte Salpetersäure heftigen Schmerz, welcher ungefähr eine Stunde dauert und dann verschwindet; nachmals ist der Schmerz weniger heftig.

Einmal wurde bey einem unempfindlichen Geschwüre die Salpetersäure, in der Proportion von 2 Drachmen auf 10 Unzen Wasser, angewendet; sie erregte wenig Schmerz, und die Theile fingen an ein gesünderes Ansehn zu bekommen; nachdem

dieß

dieß aber geschehen, wurde auch ihre Empfindlichkeit so erhöht, daß eine Auflösung, die nur den dritten Theil so stark war, als die vorige, Schmerz erregte, und stärker war als die Theile sie nun ertragen konnten.

Das Fortschreiten der Heilung in einem Geschwür, bey welchem man die verdünnte Salpetersäure anwendet, ist so sehr von dem verschieden, welches man gewöhnlich beobachtet; es wird so beträchtlich schneller mit Haut überzogen, und die neue Haut ist so sehr viel vollkommener, daß man natürlicher Weise glauben mußte, das Mittel bringe in den Granulationen eine beträchtliche Veränderung hervor, vermöge welcher alles dieses bewirkt werde. Ich habe nie eine solche Veränderung genau bestimmen können; die einzige in die Augen fallende Wirkung ist die Gerinnung des Eiters, so wie die Granulationen es abgesondert haben. Dieses Geronnene bildet für die Granulationen eine äußerliche Bedeckung, und versetzt sie in einen Zustand, der für die Ausfüllung der Theile und die Bildung der Haut sehr günstig ist. Diese geronnene Materie wird nun durch das zunächst abgesonderte Eiter aus seiner Stelle verdrängt, letzteres gerinnt dann auf eben diese Art, indem es ein zartes Blättchen bildet, welches wieder mit den Granulationen in unmittelbarer Berührung ist. Die Art, wie die Granulationen hier wachsen, wird durch diese Bedeckungen versteckt; aber daraus, daß sie immer höher und höher steigen, wird

es

es deutlich, daß die Theile bey ihrer Bildung sehr thätig sind. Das durch die verdünnte Salpetersäure zum Gerinnen gebrachte Eiter bildet eine Art von Netz für die Granulationen, welches nach den Beyspielen, wo man es versucht hat, hier passender zu seyn scheint, als das Eiter selbst oder als andere verschiedene Mitt l. Binnen wenig Wochen wird ein schon me rere Jahre altes Geschwür schon mehrere Quadratzoll i Umfange mit Haut bedeckt, und die neue Haut sieht wenige Tage, nachdem sie gebildet ist, der von den umgebenden Theilen ganz ähnlich. In mehrern Fällen hat sich selbst die Haut gebildet, ehe noch das Geschwür ganz ausgefüllt war, so daß der Rand der neuen Haut beträchtlich niedriger war als die alte umher; allein einige Wochen nachher, wenn alles mit Haut überzogen ist, verschwindet diese ungleiche Höhe gänzlich.

Wenn die Solution zu stark ist, so bildet sie eine feste Kruste über die ganze Oberfläche des Geschwürs, so daß es das Ansehn hat, als wäre es mit einem Stück trocknem Pergament bedeckt. Dieß muß man vermeiden; denn die trockne Kruste bleibt mehrere Tage lang liegen, sondert sich nachher ab, und so lange dieß dauert, wird der Heilungsproceß verhindert, so daß bey einer solchen Behandlung ein Geschwür Monate lang in einem und demselben Zustande bleiben kann. Diese Wirkung wird durch das Mittel hervorgebracht, wenn man es nicht mit der gehörigen Vorsicht anwendet.

Es

Es scheint ein gewisser Grad von Unempfindlichkeit und Reitzlosigkeit in dem Geschwür nothwendig zu seyn, wenn dieser Prozeß Statt finden soll; denn in manchen Fällen reitzt die Salpetersäure, und veranlaßt, daß das Geschwür um sich greift; und selbst in Geschwüren, wo sie paßt, und welche unter ihrer Anwendung sehr schnell heilen, muß man, wenn sich ein Zustand von stärkerer Reitzung einfindet, sie weglassen, indem das Geschwür, wenn man das Mittel fortbrauchen wollte, weiter um sich greifen würde.

Wenn ich sage, daß die Gerinnung des Eiters die einzige in die Augen fallende Wirkung der Salpetersäure sey, so will ich keineswegs behaupten, daß gar keine andere Wirkung hervorgebracht werde. Im Gegentheil bin ich geneigt zu glauben, daß sie auf die Granulationen als ein reitzendes Mittel wirke, zwar für einige Arten von Geschwüren zu heftig sey, aber ganz besonders bey solchen Arten passe, deren Charakter Unempfindlichkeit und Reitzlosigkeit zeigt; ferner glaube ich, daß die Gerinnung des Eiters eine chemische Wirkung sey, welche eine nur sekundäre, aber doch sehr heilsame Indikation erfüllet.

Ich habe mehrern Kranken mit Geschwüren, bey denen die Salpetersäure angewandt wurde, erlaubt auszugehen, und sich noch während der Behandlung Bewegung zu machen, und habe dadurch nie den Heilungsprozeß verzögert gefunden, obgleich keine Bandage angewandt wurde, die das Glied

hätte

hätte unterstützen können. Dieses, was man hoffentlich allgemein bestätigt finden wird, ist für das Mittel ein sehr günstiger Umstand.

Mein Freund, der D. Karmichael Smyth, hat einige sehr wichtige Entdeckungen von der Wirkung der Salpeterdämpfe gemacht, vermöge welcher diese Dämpfe schädliche Gerüche in Gemächern, in welchen viele Menschen wohnen, vernichten, und Ansteckungen verhüten können; und es macht mir ein eignes Vergnügen, daß eben ich im Stande bin, nun auch die Salpetersäure in flüssiger Form als ein Arzneymittel bekannt zu machen, welches in manchen Fällen der Chirurgie gebraucht werden kann, worin es bis jetzt noch nicht für gewöhnlich angewandt worden ist.

3. In Pulverform.

Das einzige Mittel, das in Pulverform bey dieser Gattung von Geschwüren paßt, ist das Hydrargyrum nitratum rubrum, weil alle andre Substanzen entweder zu gelinde wirken, oder in Salbenform besser passen. Wegen seiner so heftigen Wirkung paßt es bey den allerunempfindlichsten und reizlosesten Geschwüren; aber selbst bey diesen muß es nur, wenn es eben nöthig ist, angewandt werden, es sey denn, daß man es durch Zusammenmischen mit irgend einem unwirksamen Pulver in verschiedener Proportion weniger wirksam gemacht habe.

4. In Salbenform.

Die Salben scheinen bey dieser Gattung von Geschwüren besser zu passen als bey irgend einer andern, und sie haben wirklich einige Vorzüge vor Mitteln in andern Formen; denn sie haben nicht sobald die nöthige Wirkung hervorgebracht, und das Eiter ist als Folge dieser Wirkung nicht sobald abgesondert, als auch schon das reitzende Mittel durch das Eiter selbst wieder von der Oberfläche des Geschwürs entfernt ist; und nachher dient die Salbe immer als eine äußerliche Bedeckung, durch die das Eiter mit den Granulationen bis zum nächsten Verband in fortdauernder Berührung gehalten wird. Ein Einwurf gegen die Anwendung der Salbenform, der in andern Gattungen sehr wesentlich ist, nämlich das Ranzigwerden des Oehls, kommt hier in gar keinen Anschlag, weil die Mittel, die man damit verbindet, immer noch reitzender sind als das Oehl, selbst wenn es ranzig geworden ist.

Bey der Behandlung der Geschwüre hat man viel Aufhebens von der übeln Wirkung gemacht, die entstände, wenn man die Oberfläche der äußern Luft bloß setzte; als wenn die atmosphärische Luft etwas enthielte, was so sehr reitzte und Entzündung erregte. Spürt man dieser Meinung weiter nach, so findet man hinlängliche Beweise, daß die Luft keine solche Eigenschaften besitze, indem, wenn der Leib eines Thiers mit atmosphärischer Luft angefüllt wird, doch noch keine Entzündung entsteht; und auch wenn das Zellgewebe des Körpers damit angefüllt

füllt ist, so entzünden sich die Theile nachher doch nicht. Auch heilen Geschwüre im Schlunde, die doch beständig der Luft ausgesetzt sind, nicht weniger leicht als die in andern Theilen.

Es scheint nicht als wenn das Bloßliegen an der Luft für sich so besonders schädlich wäre; aber nach allen Beobachtungen, die ich zu machen Gelegenheit hatte, heilt ein Geschwür nicht so schnell, wenn die Theile während dem Heilungsprozeß in ihren Verrichtungen gestört werden, welches doch immer geschieht, wenn sie der Luft ausgesetzt werden. Der natürliche ruhige Zustand ist der, wo die Granulationen mit ihrer eigenen Materie bedeckt sind; diese muß nun von Zeit zu Zeit weggenommen werden, wenn man Mittel anwendet, welche die Granulationen reitzen, daß sie solches Eiter absondern, was am passendsten ist, um die Granulationen während ihres Wachsthums zu bedecken.

Nach dem eben festgesetzten ist sehr häufiger Verband bey unempfindlichen Geschwüren nicht allein unnöthig, sondern, wenn die Mittel sehr reitzend sind, sogar schädlich. Gewöhnlich ist es hinreichend alle 24 Stunden einmal zu verbinden; auch sollte es nie öfterer geschehen, außer wenn die Quantität des Eiters zu groß ist; was aber bey dieser Gattung von Geschwüren selten der Fall ist.

Das Unguentum hydrargyri nitrati, in verschiedenen Proportionen, nach dem jedesmaligen Zustande des Geschwürs, mit Schweinfett gemischt,

 ist

ist in Salbenform eins der besten Mittel gegen diese Gattung von Geschwüren. Die gewöhnliche Proportion ist ein Theil Salbe, und drey Theile Fett; doch ist es fast immer nöthig seine Stärke zu vermehren, wenn man es eine Zeit lang gebraucht hat.

Gewöhnlich haben unempfindliche Geschwüre rund herum einen dicken Rand, wie einen Saum, und die Haut hat bis auf eine gewisse Strecke von diesem Rande eine dunkelrothe Farbe, die von einer unvollkommnen oder kraftlosen Entzündung herrührt, und sich noch über die Haut der benachbarten Theile erstreckt. Ein solches Ansehn verschwindet leicht durch den Gebrauch des Unguent. hydrargyri nitrati, und die Oberfläche des Geschwürs, welche sehr oft mit schlechtem, aus Blut und gerinnbarer Lymphe gemischten Eiter bedeckt ist, bildet unter dieser Behandlung gesunde Granulationen.

Ich habe die Wirkungen dieses Mittels mit der Wirkung vieler anderer verglichen, die man in Salbenform anwendet, und glaube, daß es stärker als die übrigen auf die Granulationen wirke, indem es sie viel kleiner und gesünder macht; zugleich ist das durch dasselbe geheilte Geschwür, was ich als Folge der eben angeführten Eigenschaft betrachte, dem Wiederaufbrechen weniger unterworfen. Auch darin hat es einen wesentlichen Vorzug, daß es nach und nach verstärkt werden kann, so daß durch diese Verstärkung derselbe Grad von Reitzung immer unterhalten werden kann, wenn das Geschwür

durch Gewohnheit weniger empfindlich gegen das Mittel geworden war.

Dieß sind in den Fällen, wo es paßt, die wohlthätigen Wirkungen; es giebt aber bey einzelnen Patienten Geschwüre von dieser Gattung, wo es nicht völlig gut bekommt, und wo es daher, sobald man dieß bemerkt, weggelassen werden muß.

Das Unguent. resinae flavae und Unguent. Elemi werden bey dieser Gattung fast allgemein angewendet; man hat zuweilen Terpentin oder Kopaivabalsam zugesetzt, und sie auch heiß angewandt, um ihre reitzende Kraft zu verstärken, und sie bey einzelnen Fällen passend zu machen. Es sind dieß sehr nützliche Mittel, und ihre Wirkungen sind zu gut bekannt, als daß ich nöthig hätte, mich lange bey ihnen aufzuhalten. Meinen Beobachtungen gemäß muß ich bemerken, daß die Harze und der Terpentin im Allgemeinen den Säuren und Metallsalzen hier an Wirksamkeit nicht gleich kommen; sie scheinen nicht so gut wie die letztern den Granulationen ein gesundes Ansehn geben zu können; auch geben sie ihnen meiner Meinung nach nicht so die Disposition, immer auszudauern, wenn sie einmal entstanden sind.

Diese Beobachtung mag, auf die Art, wie ich eben gesagt habe, von andern Wundärzten wohl nicht gemacht seyn; aber diejenigen, welche zu Gunsten des Hydrargyri nitrati, mit diesen Salben vermischt, etwas bekannt gemacht und es als ein Mittel

gerühmt haben, welches die Heilung dauerhafter mache, hätten auch von diesen Wirkungen etwas sagen sollen. Will man diese Salbe anwenden, so empfehle ich dieselbe Verbindung, in der Proportion von 1 Drachma auf 1 Unze; man muß sie aber nach den Umständen etwas stärker oder schwächer machen.

Kampfer mit Unguent. alb. oder irgend einer andern Salbe vermischt, kann bey einigen Abarten dieser Gattung von Geschwüren angewendet werden, aber doch nicht so allgemein als die andern erwähnten Mittel. In den Fällen, wo ein gewisser Grad von reitzloser unempfindlicher Verdickung Statt findet, wird es wahrscheinlich noch am ersten gute Dienste leisten.

Nachdem ich die verschiedenen Mittel, deren man sich mit Nutzen in unempfindlichen Geschwüren bedient, aufgezählt habe, scheint mir es nöthig noch einmal zu wiederholen, daß manchmal diese Mittel bald ihre Wirksamkeit verlieren, und daß in solchen Fällen die größte Kunst darin besteht, mit den Mitteln abzuwechseln, sobald dieser Umstand eintritt Bey der Bestimmung eines solchen Wechsels muß man immer zweyerley vor Augen haben: erstens, wie der ursprüngliche Zustand des Geschwürs beschaffen war; zweytens, wie sein gegenwärtiges Aussehen ist. Bey einer solchen Aufmerksamkeit wird man finden, daß ein und dasselbe Geschwür im Lauf der Behandlung auf ganz verschiedene Weise behandelt werden muß, ehe es zur

Hei-

Heilung gebracht werden kann. Dieß ist ein so wesentlicher Umstand bey Geschwüren, die schon einige Jahre gedauert haben, daß man nicht genug darauf merken kann. Ein anderer Umstand, worauf man Achtung geben muß, ist, daß das Geschwür, ob es gleich seiner Natur nach unempfindlich ist, doch vorübergehenden Veränderungen unterworfen ist, sobald irgend etwas von Zeit zu Zeit auf den Körper wirkt, und daß es, so lange dieses dauert, auch darnach behandelt werden muß. Wenn ein Patient, der ein reitzloses Geschwür hat, welches sich bey der Anwendung von reitzenden Mitteln sehr bessert, überhaupt krank wird, so erträgt das Geschwür nicht mehr die vorige Behandlungsart, sondern erfordert eine mildere Behandlung; und diese sanftere Behandlung muß man fortbrauchen, bis er seine Gesundheit wieder erlangt, wo denn das Geschwür auch wieder stärker wirkende Mittel ertragen wird.

5. Einwickelung — Bandagen.

Die großen Vortheile, welche man bey dieser Gattung von Geschwüren von einem gleichförmigen festen Druck auf das Glied erhält, sind nun allgemein anerkannt, und von jedem Wundarzte ist eine oder die andere Methode angenommen, wodurch diese Wirkung hervorgebracht werden kann. Viele Wundärzte betrachten eine Binde als das einzig Nothwendige, und führen eine Menge Beyspiele zu Gunsten dieser Meinung an. Von so einzelnen Be-

Beweisen aber dürfen wir nicht auf einen so weitläuftigen Gegenstand überhaupt schließen; insbesondere da manche Fälle bey einzelnen Personen nach den Idiosynkrasien des Körpers mehr verschieden sind, als nach sonst etwas, was mit dem Geschwür in genauer Verbindung steht.

Wenn man feste Binden zugleich mit andern Mitteln anwendet, so dürfen auch die dann entstehenden wohlthätigen Wirkungen nicht einer Behandlungsart ausschließlich zugeschrieben werden. Ich bemerke daher, daß in allen den Fällen, die ich als Beweise für die gute Wirkung der verschiedenen hier betrachteten Mittel angeführt habe, weiter keine Binde angewandt wurde, als eben zur Befestigung des bey dem Geschwür angewandten Verbandes nöthig war.

Die wirksamste Art einen Druck auf das Glied anzubringen, und den Theilen eine gleichförmige feste Unterstützung zu geben, geschieht durch Schnürstrümpfe. Schon seit langer Zeit hat man diese allgemein angewandt; im verflossenen Jahrhundert wurden sie sehr von Wisemann empfohlen, und seiner Empfehlung muß man es zuschreiben, daß die Anwendung derselben in England so allgemein ist. Eine Binde von Baumwollenzeug oder von Flanell, von den Zehen aufwärts um das ganze Bein gewunden, kann den Schnürstrumpf sehr gut ersetzen, und thut, wenn sie ordentlich angelegt wird, recht gute Dienste. Leinwand ist zu dieser Absicht nicht so gut, indem sie den Bewegungen des Gliedes nicht nachgiebt,

giebt, und auch nicht gut auf dem Beine liegen bleibt, weil sie ihrer glatten Oberfläche wegen leicht herunterrutscht.

Binden, die bloß um die Stelle, wo das Geschwür ist, angelegt sind, ohne das ganze Glied einzuschließen, sind nicht sehr passend, ausgenommen, wenn das Geschwür dicht neben dem Knöchel ist; denn man kann es sonst schwer dahin bringen, daß sie liegen bleiben. Um diese Schwierigkeit zu heben, hat man eine sehr artige Methode ausgesonnen, wo man über den Theil des Gliedes, wo das Geschwür ist, und noch eine Strecke drüber und drunter, Streifen von Heftpflaster legt; diese Pflasterstreifen müssen aber alle in der Richtung von hinten nach vorn angelegt werden, so daß die beiden Enden sich über dem Geschwür kreuzen, wodurch die Ränder der Wunde zugleich so nahe als möglich zusammen gezogen werden. Diese Art von Druck scheint sehr passend zu seyn, und die angeführten Fälle sprechen hinlänglich für ihn.

Es lassen sich keine Regeln angeben, welches von diesen Mitteln man zuerst bey unempfindlichen Geschwüren anwenden soll. Die Entscheidung hierüber hängt sehr davon ab, welche Mittel vorher schon ohne Erfolg angewandt wurden, und in allen Fällen von langer Dauer sind gewiß schon viele

vorher angewandt; die Krankengeschichte muß, wenn man sie erhalten kann, den Wundarzt leiten.

Die verdünnte Salpetersäure, die Auflösung des Argenti nitrati und das Unguent. hydrargyri nitrati sind die Mittel, denen ich die größte Wirksamkeit zuschreiben möchte.

Sechster Abschnitt.

Von Geschwüren, die mit einer specifischen kränklichen Action verbunden sind, welche entweder bloß örtlich ist, oder deren Ursache in der Konstitution des Körpers überhaupt ihren Sitz hat.

Man findet Geschwüre an den Beinen bey Personen, die überhaupt krank sind, und auch bey Personen, die an keiner eigentlichen Krankheit leiden, sondern wo der Körper sich nur in einem Zustande befindet, welcher die Theile veranlaßt, kränklich zu reagiren, wenn etwas auf sie wirkt. Solche Geschwüre passen eigentlich unter keine der vorhergehenden Rubriken, weil sie niemals bey dem Gebrauch von Mitteln heilen, welche in jenen verschiedenen Geschwüren eine Heilung bewirkten.

Wenn Geschwüre dieser Gattung sich in ihrer eigenthümlichen Gestalt zeigen, so gleichen sie ganz vollkommen niemals weder der reizbaren noch der un-

unempfindlichen und reizlosen Gattung; allein sie können zuweilen für Varietäten der einen oder der andern gehalten werden. Es findet aber fast immer ein sehr kränkliches Ansehn der das Geschwür unmittelbar umgebenden Haut Statt, welches dem Ganzen ein Ansehn giebt, das man bey gewöhnlichen Geschwüren nicht bemerkt.

Die Geschwüre, welche sich bey Personen einfinden, deren Körper von der venerischen Krankheit angesteckt ist, kommen dem Wundarzte von allen andern, bey denen sich eine specifische kränkliche Action zeigt, am häufigsten vor; ich führe sie daher als solche auf, bey denen sich die Kennzeichen eines kränklichen Geschwürs ganz deutlich zeigen. Dieß kränkliche Ansehn hat man gewöhnlich als ein Zeichen der Lues betrachtet, und daher diese oft bey manchen Geschwüren, wo man ein solches Ansehn fand, als die Ursache angesehn. Das hat in der Praxis mehrere wichtige Irrthümer veranlaßt; denn dieß besondere Ansehn kommt eigentlich von den Theilen her, die sich in einem kränklichen Zustande befinden; aber sein Daseyn ist nicht bloß auf eine Art von specifischer Krankheit eingeschränkt, sondern findet sich in vielen andern eben so gut wie in der Lues venerea.

Da Geschwüre bey Personen, welche an der venerischen Krankheit leiden, zu ihrer Heilung nichts anders als die Heilung der Krankheit des ganzen Körpers durch Quecksilber erfordern, so kann man sie eigentlich nicht als solche betrachten, die in un-

unsern Plan gehören, indem dieser sich besonders nur mit der örtlichen Behandlung beschäftigt. Es giebt aber Geschwüre, welche ursprünglich venerisch waren, die aber, nachdem das venerische Gift getilgt ist, eine neue kränkliche Disposition annehmen. Dieß kann auf verschiedene Art geschehen: es kann nämlich von dem Zustand herrühren, worin die Theile durch die ursprüngliche Krankheit versetzt wurden; oder es kann die Wirkung des langen Gebrauchs des Quecksilbers seyn, und in manchen Fällen kann beides zugleich Statt finden. In dieser Rücksicht wird die venerische Krankheit die Quelle vieler kränklicher Geschwüre, von denen man viele auch an den Beinen findet.

Auch finden sich kränkliche Geschwüre bey Personen von scrophulösem Habitus, bey denen, deren Körper durch lang anhaltende Unmäßigkeit verschiedener Art geschwächt ist, bey solchen, wo sich Disposition zum Krebs findet, und in vielen andern Fällen entstehen sie aus Ursachen, von denen wir überhaupt wohl wenig wissen. Wäre ich im Stande, auf irgend eine Art alle die Krankheiten, sowohl des Körpers überhaupt als auch der Theile zu bestimmen, welche diese kränklichen und bösartigen Geschwüre hervorbringen; könnte ich nur mit einiger Genauigkeit eine von der andern unterscheiden, so würde ich versuchen, sie in einer gewissen Ordnung zu betrachten, die sich auf ihre Ursachen oder ihr Aussehn bezöge. Aber dieß kann nicht eher geschehen, als bis unsere Kenntnisse von den Ge-

Geschwüren außerordentlich erweitert sind. Jetzt werde ich daher nichts weiter thun, als die Mittel bestimmen, welche mit Nutzen bey Geschwüren, auf welche jene Beschreibung paßt, angewandt werden können, so daß ich bey jedem Mittel diejenigen Umstände genau angebe, welche uns bey der Beurtheilung der Fälle leiten können, um zu bestimmen, in welchen ihre Anwendung am besten paßt.

Im Ganzen muß man sich bey der Heilung hauptsächlich nur auf die örtliche Behandlung verlassen; indem das Uebel, obgleich der Körper Einfluß auf dasselbe hat, und es nach den Idiosynkrasien des Körpers verschieden ist, doch mehr unter die örtlichen Uebel gerechnet werden muß. Allein wenn sie von einer specifischen Krankheit entstehen, diese habe nun in dem ganzen Körper ihren Sitz, oder sey bloß örtlich, so muß man doch natürlicher Weise voraussetzen, daß jedes Mittel, welches die specifische Disposition heben kann, dieses in vielen Fällen mit gleichem Erfolg thun wird, wenn es innerlich, als wenn es örtlich angewandt wird; und selbst da, wo es, wenn es innerlich angewandt wird, nicht so wirksam ist, muß man es doch immer (wenn es nämlich überhaupt nur etwas wirkt) als ein Mittel betrachten, was die Kur unterstützet.

1. Von Geschwüren, welche durch Quecksilber geheilt werden.

Es ist nicht meine Absicht, wie ich auch schon geäußert habe, hier die Geschwüre abzuhandeln, welche wesentlich mit der venerischen Krankheit zusammen hängen, sondern bloß solche, welche durch andere Krankheiten entweder des Körpers überhaupt oder der Theile, wo man nämlich durch Quecksilber Heilung bewirken kann, hervorgebracht werden.

Es war ganz natürlich, daß man, als die wohlthätigen Wirkungen des Quecksilbers bey der venerischen Krankheit zuerst entdeckt wurden, nun auch jedes Uebel für venerisch hielt, was durch Quecksilber geheilt wurde. Es war aber auch voraus zu sehen, daß genauere Beobachtungen uns bald überzeugen würden, daß dieß kräftige Mittel sehr heilsame Wirkungen in vielen andern Krankheiten hervorbringen kann. Aber es verstrich eine geraume Zeit, ehe dieß allgemein für wahr angenommen wurde.

Selbst jetzt, da man allgemein weiß, daß Quecksilber das wirksamste Mittel bey Leberentzündungen und Krankheiten mancher anderer Theile ist, trauen ihm doch die Wundärzte bey der Kur von Geschwüren, die nicht venerisch sind, wenig zu; sondern glauben vielmehr, daß jedes Geschwür, welches unter einer Quecksilberkur geheilt wird, ursprünglich von der Lues abstamme.

Dieß

Dieß ist aber keineswegs der Fall; denn viele Geschwüre, die mit der venerischen Krankheit in keiner Verbindung stehen, werden durch eine Merkurialkur, oder bey örtlicher Anwendung des Quecksilbers geheilt, da doch andere Mittel bey ihnen nichts leisten wollten. In einigen Fällen blieb das Geschwür, so lange das Quecksilber angewandt wurde, ganz in einem und demselben Zustande, (stationary) und veränderte sich gar nicht; sobald aber der Merkur weggelassen wurde, bekam es ein besseres Ansehn: in diesen Fällen hatte die Merkurialkur eine solche Veränderung in dem Körper hervorgebracht, daß die Disposition dadurch aufgehoben wurde, welche die Heilung des Geschwürs verhindert hatte.

Solche Geschwüre sind im Allgemeinen denen von der reizlosen und unempfindlichen Gattung ähnlich, dabey haben sie aber eine ihnen ganz eigenthümliche kränkliche Disposition. In solchen Fällen verdienen Einreibungen von Merkur den Vorzug, indem es hier ein wichtiger Umstand ist die Konstitution nicht zu schwächen; und bey den Einreibungen bleibt der Magen doch in Ruhe und in einem Zustande, wo er Nahrung zu sich nehmen und verdauen kann.

Es finden sich zuweilen am obern Theile des Unterfußes und am Fuße selbst Geschwüre mit sehr dickem Rande und einem kränklichen Zustand der Haut rund herum, die sich ihrem Ansehn nach dem Zustande nähert, den man Elephantiasis nennt.

Ich

Ich habe diese sehr häufig bey Bedienten von reichen Familien angetroffen, welche ein müßiges Leben und sehr guten Tisch geführt hatten. In solchen Fällen heilte der Dampf von Hydrargyrus sulphuratus ruber die Geschwüre, und zertheilte größten Theils den Geschwulst der benachbarten Theile.

Merkurialsalbe, entweder aus Mercur. dulc. und Schweinfett verfertigt, oder das Unguentum hydrargyri mitius mit Kampfer vermischt, passen in vielen Fällen besser als irgend ein anderes Mittel.

Kampfer macht gemeiniglich den Merkur wirksamer, als wenn dieser für sich allein angewandt wird; durch die Anwendung dieser Zusammensetzung auf eine nur kleine Fläche habe ich in einigen Fällen Speichelfluß entstehen sehen, wo die bloße Merkurialsalbe, in einem viel größern Umfange angewandt, keine solche Wirkung hervorbrachte.

Der Hydrargyrus muriatus mit Wasser, wozu man etwas weniges Spiritus vini gethan hat, verdünnt, so daß man auf 1 Unze Wasser 1 Gran des Mittels nimmt, ist ein sehr gutes Mittel bey manchen Geschwüren von kränklichem Ansehn, besonders bey solchen, welche oberflächlich sind, einen dicken Rand haben, und hauptsächlich nur die Haut angegriffen zu haben scheinen.

2. Von Geschwüren, welche durch verschiedene Zubereitungen des Schierlings (Conium maculatum) geheilt werden.

Der eingedickte Saft des Schierlings, innerlich angewandt, wird von einigen Aerzten für völlig unwirksam gehalten; da auf der andern Seite andere ihm bey manchen Krankheiten beträchtliche Wirkung zuschreiben. Aus diesen ganz entgegengesetzten, und doch auf Beobachtungen gegründeten Meinungen, scheint zu folgen, daß seine Wirkungen sehr zufällig sind. Ich für mein Theil gestehe, daß ich eben nicht gar zu viel von ihm halte; denn ob ich ihn gleich zuweilen in örtlichen Uebeln wirksam gefunden habe, so hat er doch auch so oft fehlgeschlagen, daß ich in chirurgischen Fällen auf ihn, als innerliches Mittel, nie großes Vertrauen gehabt habe.

Als äußerliches Mittel habe ich das Conium maculatum als ein viel sicherers Mittel gefunden; und ich muß gestehen, daß ich überzeugt bin, daß einige Fälle von kränklichen Fußgeschwüren durch dieses Mittel viel schneller geheilt werden, als durch irgend ein anderes.

Die Geschwüre, bey denen es am meisten paßt, könnte man dem Ansehn nach unter die sehr reitzbaren rechnen; aber in den benachbarten Theilen findet sich ein gewisser Grad von Dicke, welche ich irgend einer specifisch kränklichen Action zuschreiben möchte.

möchte. Man findet diese Geschwüre in der Nachbarschaft des Fußgelenks, wobey zugleich das Gelenk selbst geschwollen ist; ich habe sie auch, wiewohl seltner, auf den Bändern des Kniegelenks beobachtet. Ihrer Lage und der Anschwellung des Gelenks wegen sollte man sie für scrophulös halten, aber wegen ihrer großen Empfindlichkeit muß man, wenn sie wirklich zu dieser Krankheit gehörten, sie doch als eine ungewöhnliche Varietät betrachten. Bey solchen kränklichen Geschwüren hebt die Cicuta den Schmerz, vermindert die Geschwulst des Gelenks, und scheint der kränklichen Disposition, deren Natur nun sey welche sie wolle, entgegen zu wirken.

In manchen Geschwüren, welche wirklich scrophulös sind, wirkt die äußerliche Anwendung der Cicuta höchst vortheilhaft, besonders in denen, die mit einer kränklichen Reitzbarkeit begleitet sind.

Man kann den Schierling in drey verschiedenen Formen anwenden, von denen aber nur zwey allgemein in Gebrauch sind.

Man braucht die Abkochung als Fomentation, und dieß ist in Fällen, wo sich großer Schmerz einfindet, eine sehr vortheilhafte Form, indem die Wärme dazu beyträgt, die Zufälle zu lindern und zu erleichtern.

Die Cicuta wird auch in der Form eines Breyumschlages angewandt, welches den Vortheil hat, daß die Anwendung auf das Geschwür längere Zeit dauert. Die Abkochung aber, wovon man den

Breyumschlag macht, muß viel stärker seyn, als man gewöhnlich angiebt. Acht Bündelchen, oder vier Hände voll des getrockneten Krauts, und von den frischen Blättern eine in Proportion größere Quantität, muß mit einem Maß Wasser bis auf die Hälfte eingekocht werden. Nicht selten habe ich den Breyumschlag ohne Nutzen anwenden sehen; sobald aber das Dekokt stärker gemacht wurde, gab auch das Geschwür augenscheinliche Zeichen von Besserung von sich. Wo das Gewicht des Breyumschlages von dem Gliede nicht vertragen wird, da kann man das Dekokt mit Leinwand auf das Geschwür schlagen.

Der eingedickte Saft der Cicuta kann sehr gut zur Salbe gemacht werden; allein, ob ich gleich viele Versuche damit angestellt habe, so kann ich doch wenig zu seiner Empfehlung als äußerliches Mittel sagen.

---

3. Von Geschwüren, die durch Salzwasser geheilt werden.

Salzwasser ist ein außerordentlich gutes Mittel in vielen scrophulösen Geschwüren, von denen einige durch dasselbe viel eher als durch andere Mittel zur Heilung gebracht werden. Gewöhnlich wendet man es im Breyumschlag an; allein in vielen Fällen von Fußgeschwüren habe ich gefunden, daß

daß die Methode, wo die Theile zweymal des Tages, ungefähr 15 Minuten lang, in warmes Salzwasser getaucht werden, allen andern vorzuziehen sey. Mehrere kleine Geschwüre sind unter dieser Behandlung in 14 Tagen geheilt worden, welche vorher ein halbes Jahr lang der Wirkung innerer und äußerer Mittel widerstanden hatten; auch kamen die Geschwüre nach Verlauf mehrerer Jahre niemals wieder. Ich habe dieselbe Behandlungsart bey größeren ausgebreiteten Geschwüren, und oft mit glücklichem Erfolg angewandt. Bey scrophulösen Geschwüren an Beinen und Füßen verursacht der mit Salzwasser verfertigte Breyumschlag zuweilen kleine Pustelchen in der Haut, so daß man den Gebrauch des Mittels nicht fortsetzen kann. Ist dieß der Fall, so hebt man diese unangenehme Wirkung dadurch, daß man gleiche Theile eines Dekokts von Mohnköpfen hinzu thut, und nachdem die Haut sich einige Zeit lang an das Salzwasser im verdünnten Zustand gewöhnt hat, wird sie auch das Salzwasser allein wieder sehr gut vertragen.

Es wird besonders für das Bein oder den Fuß recht gut seyn, wenn man sie zu der Zeit, wo man mit den Breyumschlägen wechselt, etwa 10 Minuten lang in warmes Salzwasser taucht.

In einigen oberflächlichen mit einer Verdickung der Haut begleiteten Geschwüren, welche schon Monate lang in diesem Zustande gewesen sind, hat die Anwendung von warmem Salzwasser oft Heilung bewirkt.

Auch wenn sich in dem Gliede eine ungewöhnliche Kälte findet, ohne daß Neigung zum Absterben und Brande da ist, kann man das lauwarme Salzwasser mit großem Nutzen anwenden. Es bringt Wärme in die Haut, verstärkt die Actionen der Theile, so daß es ein Geschwür, welches eine Zeit lang in unthätigem Zustande gewesen ist, zur Heilung disponirt. Diese Fälle finden sich hauptsächlich bey schwächlichen, magern Menschen, welche kränklich und schon hoch in die Jahre sind. In solchen Fällen ist augenscheinlich der ganze Körper nicht in einem der Gesundheit gemäßen Zustande, indem er nicht hinlängliche Stärke besitzt, um mehr zu thun, als die Lebensfunktionen zu vollbringen, und daher die Wirkungen der Krankheit nicht aushalten kann.

In den Fällen, wo der Fuß Neigung zur Hautwassersucht zeigt, hat man auch gefunden, daß das Salzwasser diese Disposition völlig gehoben hat.

---

4. Von Geschwüren, welche durch die Anwendung des Argenti nitrati oder Höllensteins geheilt werden.

Es giebt eine Art Geschwüre, welche nicht tiefer als die Haut selbst zu gehen pflegen, sich aber nach allen Richtungen hin verbreiten, indem an der Oberfläche der Haut Vereiterung entsteht, die sich nach

nach unten oft durch die Dicke derselben, oder doch beynahe so tief erstreckt. Diese kränkliche Disposition bleibt nicht in den Theilen, welche schon in Vereiterung übergegangen sind, sondern bloß an dem Rande der Haut, wo das Geschwür sich weiter ausbreitet; denn die anfänglich angegriffene Fläche des Geschwürs heilt zu, während die Theile im Umkreise sich noch in einem Zustande der Vereiterung befinden.

Diese Beschreibung paßt beynahe auf Geschwüre, die durch drey verschiedene Krankheiten hervorgebracht werden, gleich gut, denen allen die Soldaten besonders unterworfen sind. Das eine ist ein aussatzartiger (leprous) Ausschlag, den man am meisten bey den von Irland herüber gebrachten Rekruten findet. Das andere ist eine Folge von Bubonen, welche durch ihre lange Dauer, wenn auch schon das venerische Gift getilgt ist, die Haut zu dieser Krankheit disponiren. Das dritte ist eine Krankheit heißer Zonen, die man gewöhnlich das Zittermahl (ring-worm) nennt. So weit meine Erfahrungen mich in den Stand setzen hier ein Urtheil zu fällen, werden alle diese drey Uebel durch den Gebrauch des Argenti nitrati leichter als durch irgend eine andere örtliche Behandlung zur Heilung gebracht.

Das Uebel, welches man bey den Irländischen Rekruten findet, ist ganz offenbar aussatzartig, indem es durch Ansteckung, und in einigen Fällen, die ich zu behandeln hatte, schon dadurch mitgetheilt wurde,

daß jemand mit der Person, die an dem Uebel litt, in Einem Bette gelegen hatte. Unter solchen Umständen ergiebt sich sehr leicht die Erklärung eines Volksvorurtheils, nach welchem man glaubt, daß gerade nur solche Theile angesteckt würden, als die sind, welche bey der andern Person schon an dem Uebel leiden; denn solche gleiche Theile kommen wohl im Bette am leichtesten mit einander in Berührung.

In den meisten Fällen werden Brust, Rücken und Beine davon angegriffen; es zeigt sich Anfangs eine große Beule, mit einem blaßrothen Rande, der sich rund herum etwas ausbreitet; es bildet sich an der Oberfläche ein röthlich schwarzer Grind, die Beule wird schmerzhaft und fängt an zu jucken; der Schorf fällt nun ab, und es kommt ein faulichtes Geschwür zum Vorschein, aus welchem eine stinkende, wäßrige Feuchtigkeit heraus fließet, welche die Theile rund herum exkoriirt, und allenthalben, wo sie hinkommt, Vereiterung erregt. Auf solche Weise verbreitet es sich über den größten Theil des Gliedes, und in manchen Fällen über einen beträchtlichen Theil des ganzen Körpers, so daß die zuerst angegriffenen Theile zuheilen, während das Uebel sich auf die benachbarten ausbreitet.

Diese Geschüre bleiben oft drey, vier, selbst sechs Monate offen, heilen dann zu, und hinterlassen eine beträchtliche Narbe, die denen ähnlich ist, die bey Blattern nachbleiben. Diese Narben brechen oft im Frühjahr wieder auf, gerade auf

solche

solche Art, wie das Geschwür zuerst anfing: es bildet sich nämlich eine Beule, die sich in ein Geschwür verwandelt, und wieder wie vorher um sich greift. In der sehr heißen Witterung ist der Schmerz und die Ergießung jener Feuchtigkeit am größten, so daß im Monat Juny das Uebel am allerbösartigsten ist und im Herbst nachläßt.

Die Zufälle werden durch den Genuß von spirituösen Getränken, durch eingesalzene Speisen, und durch Erkältung vermehrt; unter allen diesen Umständen wird das Geschwür mehr entzündet, und die Schmerzen heftiger.

Im Jahre 1778 hatte ich im Spital der Flotten zu Plymouth eine Menge solcher Fälle zu behandeln, die von den in Irland zum Seedienst angeworbenen Leuten mitgebracht waren. Milde, besänftigende Mittel paßten nicht, mehr reizende gaben Erleichterung, und ich habe Grund zu vermuthen, daß die Solution des Argenti nitrati am passendsten ist.

Die Hautkrankheit, welche in Körpern, die sehr durch Merkurialkuren geschwächt sind, durch die Wirkung der kränklich reizbaren Bubonen hervorgebracht wird, ist in ihrem Verlauf der, die ich eben beschrieben habe, ähnlich, nur ist sie heftiger, indem das Geschwür tiefer in die Haut geht, wodurch es denn schmerzhafter wird. In manchen Fällen verbreitet es sich unterwärts über den größten Theil des Schenkels und aufwärts meist über den

ganzen Körper. Die neue Haut, die sich bildet, ist sehr zur Vereiterung geneigt, und die Theile brechen im Frühjahr gewöhnlich wieder auf. Die ausfließende Materie ist dünn und scharf, und da sie die umher gelegenen Theile exkoriirt, so zweifele ich auch nicht, daß sie die Haut anderer Personen durch Ansteckung angreifen kann.

Ich habe verschiedene Fälle dieser Art gesehen, und eine Menge Mittel versucht; die Haut vertrug aber keines, ausgenommen das Argentum nitratum. Alle Merkurialzubereitungen schadeten, keine einzige Salbe paßte, und ich mußte immer wieder meine Zuflucht zu dem Argento nitrato nehmen, welches bey standhaft beharrlicher Anwendung selbst in den schlimmsten Fällen eine Heilung bewirkte, nachdem das Uebel vor der Anwendung dieses Mittels oft schon neun Monate gedauert hatte.

Das Zittermahl (ring - worm) wird für eine Krankheit heißer Klimate gehalten, und in dem Grade, wo sich Geschwüre bilden, ist es auch sicher auf heiße Zonen eingeschränkt. In einem geringern Grade findet man es in warmen Jahrszeiten auch in England. Man glaubt, es sey ansteckend, und werde immer nur durch Ansteckung mitgetheilt. Ich glaube, es leidet keinen Zweifel, daß dieß im Allgemeinen der Fall sey; allein es entsteht auch sehr oft ohne eigentliche Ansteckung; dieß geschieht wahrscheinlich dann, wenn die Haut sich in einem solchen Zustande befindet, daß sie zu dieser Krankheit disponirt ist. Zum Beweise, daß zur Hervorbrin-

bringung des Zittermahls nicht immer eine Krankheit nöthig sey, will ich zwey Fälle anführen, wo es von selbst entstand.

Im Sommer 1779, als ich zu Plymouth war, wurde ich von einem Offizier des 75. Regiments, auf Verlangen seines damaligen Wundarztes, Herrn Venous, wegen eines Uebels am obern Theile des Schenkels konsulirt, welches eine ungewöhnliche Krankheit zu seyn schien, und keinem Mittel, das dagegen angewandt wurde, weichen wollte. Auch ich war in Verlegenheit, für was ich es halten sollte; Quecksilber wurde in verschiedenen Formen, aber vergeblich, angewandt, und im Herbst verschwand es nach und nach gänzlich.

Ungefähr ein Jahr nachher, nachdem ich diesen Fall gesehen hatte, reisete ich nach Westindien, und als das Schiff eben die Wendekreise passirt hatte, fühlte ich mich, mehr als die übrigen am Bord befindlichen Europäer, von der Hitze geplagt und ermattet, und zu meinem Erstaunen fand ich, daß ich an einem ähnlichen Uebel, wie jener Offizier es hatte, litt. Der große Schmerz und das Jucken brachte mich dahin, den Theil sehr oft mit kaltem Wasser zu waschen, und ihn überhaupt sehr kühl zu halten. Unter dieser Behandlung verschwand es endlich, aber doch erst nach einigen Wochen. Bey meiner Ankunft in Westindien fand ich, daß das Uebel das in diesen Gegenden so gewöhnliche Zittermahl (ring - worm) sey, das mir aber doch

unmöglich durch Ansteckung mitgetheilt seyn konnte, eben so wenig wie jenem Offizier zu Plymouth.

Das Zittermahl fängt mit einem etwas über die natürliche Oberfläche der Haut erhabenen Ausschlage an, welcher sich vom Mittelpunkte aus weiter verbreitet: wenn nun das Uebel mit Heftigkeit um sich greift, so erhebt sich der Rand des Kreises wie ein Saum, und die darin eingeschlossene Haut sieht schorfig aus. Der Saum wird alsdann mit Grind bedeckt, welcher abfällt, und unter welchem ein eiternder Kreis zum Vorschein kommt, der gewöhnlich nicht über einen Viertelszoll breit ist. Die Vereiterung breitet sich nach außen zu aus, und heilt im Mittelpunkte, so daß gemeiniglich die Breite des Geschwürs fast immer dieselbe ist, obgleich der Kreis immer größer und größer wird. Selten frißt es in die Tiefe, indem es gänzlich auf die Haut eingeschränkt ist; aber in den schlimmsten Fällen scheint es sich durch die ganze Dicke derselben zu erstrecken. Wenn es sich in diesem Grade befindet, so muß man es zu den kränklichen Geschwüren rechnen, und zwar zu denen von sehr schlimmer Art, indem die schmerzhaften Zufälle sehr heftig sind. Die aussließende Materie ist kein Eiter, sondern eine dünne, wäßrige Flüssigkeit von sehr scharfer Natur, welche wahrscheinlich durch ihre fressenden Eigenschaften das Uebel über die Haut weiter verbreitet.

In Ostindien ist Weinessig, mit Borax gesättiget, das Mittel, das man dagegen anwendet; die Einge-

gebornen gebrauchen den Saft einiger Pflanzen dagegen, welcher als ein geheimes Mittel verkauft wird; es wird von einem Hindostanischen Arzt zu Vizagapatam verfertigt, und in den verschiedenen Statthalterschaften von Indien verkauft. Das Mittel hat sehr scharfe Eigenschaften, verursacht den Kranken große Schmerzen, hebt aber das Uebel in kurzer Zeit.

Die Auflösung des Argenti nitrati paßt in den gelindern Fällen, und ich zweifle kaum, daß sie in heftigern Fällen nicht eben so wirksam seyn sollte.

5. Von Geschwüren, welche durch Arsenik geheilt werden.

Eine Menge Empiriker haben äußerlich den Arsenik als Aetzmittel angewandt; rationelle Aerzte aber sind gewöhnlich, wegen der Heftigkeit seiner Wirkungen, abgeschreckt worden, ihn in chirurgischen Fällen anzuwenden. Demungeachtet aber ist er ein Mittel, das man ganz sicher, innerlich und äußerlich, mit großem Nutzen bey vielen kränklichen Geschwüren anwenden kann.

Die Geschwüre, in welchen ich ihn angewendet habe, sind wegen der Bösartigkeit ihrer Disposition Noli me tangere genannt worden, kommen dem Krebs sehr nahe, und unterscheiden sich von ihm bloß

bloß dadurch, daß die benachbarten Theile gar nicht durch Absorbtion des Giftes angegriffen werden, sondern daß das Geschwür sich nur durch unmittelbare Berührung weiter ausbreitet.

Geschwüre dieser Art weichen im Grade ihrer Bösartigkeit sehr von einander ab, kommen aber in so weit mit einander überein, daß im Allgemeinen der Arsenik bey ihnen paßt, und ihr Umsichgreifen verhindert, da sie hingegen bey milder wirkenden Mitteln noch schlimmer werden.

Seit mehrern Jahren bin ich gewohnt, bey solchen Geschwüren den Arsenik anzuwenden, und seine Wirkung feuerte mich an, so fortzufahren; aber ich gestehe, daß ich mich fürchtete, ihn auch innerlich zu geben, damit nicht die Quantität desselben, die doch, wenn er etwas wirken soll, nöthig war, die Häute des Magens angreifen möchte. Vor einem Jahre aber wurde ich bewogen ihn im St. Georgen-Spital im folgenden Falle anzuwenden, wo man an die Theile selbst nichts bringen konnte.

Eine 68jährige Weibsperson kam den 15. Juny 1796 mit einem Geschwür an der Seite der Zunge ins St. Georgen-Spital. Das Geschwür hatte schon 3 Monate gedauert, war faulicht, verbreitete sich hinterwärts nach der Wurzel der Zunge zu, schmerzte sehr, und roch äußerst unangenehm. Aeußerliche Mittel konnten gar nicht angewandt werden. Da ich von dem Gebrauch des Extract. Cicutae, welches

in starken Dosen gegeben wurde, keinen Nutzen bemerkte, so hielt ich es für rathsam, die Solution von weißem Arsenik in kochendem Wasser zu versuchen. Sie nahm vor Schlafengehen 5 Tropfen p. dosi, wodurch sie aber sehr krank wurde; den nächsten Abend wurden nur 3 Tropfen gegeben, welches den Magen gar nicht angriff; die Dosis wurde vier Abende hinter einander fortgesetzt, und da der Magen ganz unangegriffen blieb, so wurde die Zahl der Tropfen wieder bis auf fünf verstärkt, welche, wie es sich zeigte, nun auch vertragen wurden. Das Geschwür besserte sich augenscheinlich, und nach 3 Wochen, während welcher der Arsenik gebraucht war, nahm es sehr im Umfange ab, die Dosis wurde bis zu 6 Tropfen erhöht, und nach wieder 14 Tagen war das Geschwür völlig geheilt. Oertlich konnte in diesem Fall der Arsenik nicht wirken, da das Geschwür nicht an einem Theil der Zunge seinen Sitz hatte, wo er während des Verschluckens hinkommen konnte; und wenn dieß auch geschehen wäre, so wäre doch die Zeit, wo der Arsenik mit dem Geschwür in Berührung gekommen wäre, zu kurz gewesen, als daß beträchtliche Wirkung hätte hervorgebracht werden können.

Der in diesem Falle so glückliche Erfolg bewog mich, die innerliche Anwendung des Arseniks bey einem Geschwür an der Nase einer jungen Weibsperson zu versuchen, welches fast das Ansehn eines Noli me tangere hatte. Aeußerlich wurde nichts angewandt; die ganze Behandlung bestand in dem inner-

innerlichen Gebrauch des Arseniks, und nach Verlauf von einigen Wochen war die Nase fast völlig geheilt.

Man kann dieß zwar als nicht hierher gehörig betrachten, da dieß keine Fußgeschwüre waren; aber sie sind hier aufgestellt, um den innerlichen Gebrauch des Arseniks bey den Fußgeschwüren zu empfehlen, wo der äußerliche Gebrauch von Nutzen ist, indem sie auf eine gar nicht zweydeutige Art zeigen, daß eine solche Behandlungsart nicht nur sicher ist, sondern auch großen Nutzen haben kann.

Bey Geschwüren an den Beinen von sehr üblem Aussehen habe ich den Arsenik innerlich und äußerlich mit glücklichem Erfolg angewandt.

Die Fälle, wo diese Behandlungsart besonders paßt, sind die schwammichten Geschwüre. Man findet sie an der Wade und Fußsohle, wo aus ihrer Oberfläche eine schwammichte Substanz hervorwächst, die ganz verschieden von gewöhnlichen Granulationen ist. Die neuentstandene Masse ist in ihrer Bildung strahlenförmig, so daß der Boden des Geschwürs der Mittelpunkt ist, und die äußerliche Oberfläche, die sich immer vergrößert, den Umkreis ausmacht. Dieser Schwamm ist in seiner Masse sehr zart, und blutet leicht bey der geringsten rauhen Berührung. Bey seinem Ursprung sieht das Uebel oft einer scrophulösen Affektion der Knochen des Mittelfußes ähnlich; aber die Geschwulst der Theile ist größer als man sie gewöhnlich

lich bey Scropheln beobachtet. Es findet sich auf der Haut Vereiterung ein, und es wächst ein Schwamm heraus, der zuerst die Natur des Uebels zeigt. Ob solche Fälle ursprünglich scrophulös sind, und erst nachher diese krankhafte Disposition annehmen, möchte wohl schwer zu entscheiden seyn; der Umstand aber, daß sie oft Jahre lang da sind, ehe der Schwamm erscheint, macht es sehr wahrscheinlich. Es findet dieß Uebel auch am Testikel Statt.

Es scheint, daß es von diesem Uebel zwey Arten giebt, von denen die eine giftig scharf ist, und während der Absorbtion die lymphatischen Drüsen angreifen kann, die andere nicht. Ich weiß kein Mittel, wodurch man in frühern Zeiträumen beide Gattungen unterscheiden könnte; auch fürchte ich, daß die erste Art weder durch Arsenik, noch durch sonst ein anderes uns jetzt bekanntes Mittel gehoben werden kann. Nur bey der zweyten Gattung kann daher Arsenik Heilung bewirken. Man sollte dieß Mittel daher doch in allen Fällen anwenden, von denen es nicht ausgemacht ist, daß sie bösartig und giftig sind.

Die Arsenikauflösung, deren ich mich immer bedient habe, wird auf folgende Art verfertigt: man kocht weißen Arsenik mehrere Stunden im Sandbade mit Wasser, und bewahrt die gesättigte Auflösung zum Gebrauch auf. Innerlich gegeben ist die Dosis von 3 zu 10 Tropfen; äußerlich an-

angewandt wird 1 Drachme mit 2 Pfund Wasser verdünnt, und diese Solution wird nach und nach verstärkt, so lange bis sie noch einmal so stark ist. Man wendet diese Auflösung entweder mit Leinwand oder im Breyumschlage an.

Sie-

Siebenter Abschnitt.

Von Geschwüren, bey denen sich zugleich die Venen des Gliedes in einem varikösen Zustande befinden.

Bey sehr vielen Patienten, vorzüglich aber bey kleinen Leuten, kommen Geschwüre an der innern Seite des Beins, gerade über dem Knöchel vor. Sie entstehen von irgend einer zufälligen Ursache, und wenn sie einmal entstanden sind, so lassen sie sich nur mit Mühe heilen, und brechen fast immer wieder auf.

So ein Geschwür gleicht, seinem Ansehn nach, denen von der reitzlosen unempfindlichen Gattung, (indolent species) besonders denen von der gelindern Art. Wenn man aber den Zustand des Gliedes untersucht, so wird man finden, daß von den Zweigen der unter der Haut laufenden Venen, die die Venam saphenam bilden, viele widernatürlich ausgedehnt sind, und daß die Vena saphena

 selbst

selbst außerordentlich angeschwollen und ausgedehnt ist Und eben diese Ausdehnung der Venen ist es, was die Heilung des Geschwürs verhindert. Ich habe daher diese Gattung von andern Geschwüren abgesondert betrachtet.

Selten erstreckt sich diese Art von Geschwüren sehr tief, sondern sie ist meistens an der Oberfläche der Haut. Ihre Gestalt ist gewöhnlich eyförmig, so daß der eine Endpunkt des Ovals oben, der andere unten sich befindet. Die Ränder der umgebenden Haut sind in den meisten Fällen weder dick noch irregulär, sondern verlieren sich ganz unvermerkt ins Geschwür. Der Schmerz, den es erregt, rührt eigentlich selten von der Oberfläche her, denn er wird nicht durch Druck verstärkt; sondern innerlich in den Theilen des Fußes selbst ist eine schmerzhafte, unangenehme Empfindung. Dieser Schmerz sitzt tiefer als die Oberfläche des Geschwürs, und erstreckt sich oft am Fuß nach dem Lauf der Venen in die Höhe, und wird beträchtlich vermehrt, wenn das Glied lange in aufrechter Stellung gehalten wird.

Der Umstand, daß das Geschwür sich gewöhnlich nach dem Lauf der Venen vergrößert, unterstützt eine sonst gehegte Meinung, nach welcher nämlich Entzündung und Vereiterung in Geschwüren sich an der innern Oberfläche der Venen, die sich ins Geschwür öffnen, ausbreiten, und nach welcher dieß die gewöhnliche Ursache ihrer Vergrößerung ist. Wir können keinen einzigen überwiegenden

den Grund angeben, warum die Eiterung, gerade allem, was überhaupt bey Geschwüren an den Beinen geschieht, entgegen gesetzt, sich nach oben zu ausbreiten sollte; besonders da, wie man im Verfolg dieser Betrachtungen finden wird, in den Theilen selbst dann auch nicht die geringste Krankheit vorhanden ist.

Daß aber in manchen Fällen Geschwüre wirklich sich dem Lauf der Venen nach ausbreiten, kann man ganz deutlich an der Leber darstellen, wo die Mündungen der von dem Geschwür herkommenden Venen sich völlig offen fanden; hier hatte nämlich die Entzündung noch nicht ihre Seitenwände vereinigt, und die innere Oberfläche sah auf eine gewisse Strecke ganz entzündet aus.

Die Ausdehnung der Venen des Beins, besonders der gleich unter der Haut laufenden, findet bey Personen von mittlerm oder hohem Alter so häufig Statt, daß jeder, der sich nur einiger Maßen mit diesem Gegenstande beschäftigt hat, auch damit bekannt seyn muß. Wenn diese Disposition einmal in den Venen entstanden ist, so nimmt sie gemeiniglich zu, und das Glied kann starke Anstrengungen dann weniger als gewöhnlich ertragen, und auch nicht aushalten, daß der Körper lange in aufrechter Stellung bleibt. Man sieht dieß so häufig, selbst da wo kein Geschwür Statt findet, daß man es als eine kränkliche Schlaffheit der Häute der Venen betrachten muß, deren wahre Ursache jetzt, wie ich glaube, noch unbekannt ist.

Ob man nun gleich zwar nicht behaupten kann, daß die Fußgeschwüre diese Ausdehnung hervorbringen, so scheint doch ein Geschwür, wenn es so an einem Gliede entsteht, jene Disposition dadurch, daß es schwächt, noch zu vermehren, oder wenigstens die Fortschritte des Uebels zu beschleunigen.

An einem Gliede, wo sich solche ausgedehnte Venen befinden, ist ein Geschwür, es sey übrigens entstanden wie es wolle, viel schwerer zu heilen, als es sonst gewesen seyn würde; es ist, wenn es auch schon vernarbt ist, mehr geneigt wieder aufzubrechen, und kann oft in mehreren Jahren nicht völlig geheilt werden.

Diese Gattung von Geschwüren findet sich bey den Armeen sehr häufig; ich habe sie besonders bey Unteroffizieren bemerkt; auch glaube ich, daß Grenadiere. weil sie größer sind, ihnen mehr unterworfen sind als Musketiere und andere leichte Infanterie. Dieß Geschwür kann äußerst selten durch äußerliche Arzneymittel geheilt werden; und sehr viele Leute werden aus Rücksicht dieser Geschwüre entweder verabschiedet, oder in Hinsicht auf ihre vorigen Dienste, oder wegen irgend einer guten Eigenschaft, in eine Lage versetzt, die mit dem wirklich Dienst thuenden Theil des Regiments weiter in keiner thätigen Verbindung steht. Diese Krankheit der Venen, welche die Heilung dieser Geschwüre verhindert, wird, glaube ich, oft durch heftige Anstrengungen und durch die Veränderungen des Klima's hervorgebracht, denen die Soldaten un-

unterworfen sind, und wodurch überhaupt ihre Gesundheit zuweilen beträchtlich geschwächt wird.

Deßwegen sind Offiziere bey den Armeen diesem Uebel auch mehr unterworfen, als andere Personen aus den höhern Ständen. Es wird, wenn nicht etwa irgend eine zufällige Ursache ein Geschwür erregt, bey ihnen gar nicht bemerkt, und wenn Geschwüre gebildet sind, so kann man diese bey großer Aufmerksamkeit heilen, so daß sie nur von Zeit zu Zeit wieder aufbrechen; geschieht dieses nun etwa, so schreibt man es dem geschwächten Zustand der Gesundheit überhaupt zu, und auf diese Art wird selten die eigentliche Ursache genauer aufgesucht.

Man hat diese Gattung von Geschwüren, obgleich sie schwer zu heilen sind, doch nicht als ein Opprobrium der Chirurgie betrachtet, weil gewöhnlich das Geschwür nicht sehr groß, und auch das Ansehen desselben nicht so ist, daß es den Kranken oder den Arzt in Unruhe setzte. Aber weil es unter der Anwendung verschiedener Mittel sich gar nicht bessert, so hat es den Wundarzt oft sehr verwirrt gemacht, und bewirkt, daß er auch gegen die Behandlung anderer Geschwüre, bey denen äußerliche Mittel wirksamer sind, unnöthiger Weise mißtrauisch wurde; auf diese Weise ist die Verbesserung dieses Zweiges der Wundarzneykunst beträchtlich verzögert worden.

Dieß, ich gestehe es gern, ist mir selbst begegnet; und ehe ich die Eigenschaft entdeckte, welche

 diese

diese Geschwüre zu einer besondern Gattung macht, verursachte mir die Bemühung solche Geschwüre zu heilen häufige Unruhe. Auch war es, so lange ich die Umstände nicht kannte, die hier entgegen wirkten, ganz natürlich, daß ich auf die Heilkräfte der Mittel, welche vergebens angewandt waren, auch dann wenig Zutrauen hatte, wenn sie bey andern Geschwüren angewendet wurden.

Fälle dieser Art zeigen deutlich, daß wir die Anwendung von Mitteln nicht ganz aufgeben müssen, wenn sie gleich in einigen Fällen ohne Nutzen waren; weil der ungünstige Erfolg sehr wahrscheinlich nicht von der Unwirksamkeit des Mittels, sondern von der falschen Anwendung herrührt, die wir davon gemacht hatten.

Diese Gattung Geschwüre ist es, welche wegen ihrer außerordentlich langsamen Heilung die Idee hervorgebracht hat, daß sie natürliche Abführungsgänge für den Körper wären, die man nicht austrocknen dürfe; und der Hauptgrund, den man zur Unterstützung dieser Meinung vorbrachte, war, daß es nach der Heilung immer wieder aufbreche, und daß der Kranke, wenn das Geschwür offen ist, sich eben so wohl, wo nicht besser befinde, als wenn es zugeheilt ist. Anfänglich scheint dieß zwar außerordentlich; aber man kann es leicht erklären, indem in solchen Fällen der Schmerz mehr von dem ausgedehnten Zustande der Venen herrührt, als von dem Geschwur selbst; und gewöhnlich wird doch der Kranke, wenn das Geschwür geheilt ist, sich mehr

mehr Bewegung machen, wodurch die Venen sich dann natürlich in einem schmerzhaften Zustande befinden.

Bey dieser Gattung von Geschwüren sind feste Binden um das Bein besonders passend, und man hat das Einwickeln des ganzen Beins von den Zehen bis ans Knie hier von dem größten Nutzen gefunden. Es versteht sich, daß diese feste Binde nicht unmittelbar auf das Geschwür selbst gelegt wird, so wie es übrigens auch unwesentlich zu seyn scheint, auf welche Art das Geschwür behandelt wird. Es ist wahrscheinlich, daß die gute Wirkung, welche feste Umwickelung bey Geschwüren gehabt hat, die mit varikösen Venen begleitet waren, auch Ursache gewesen ist, daß man den Druck auch bey andern Gattungen von Geschwüren, wo er nachtheilig war, angewendet hat; indem er nicht bey einem Zustande des Gliedes paßte, wo oft nicht das geringste fest anliegende vertragen wird.

Für Soldaten, bey denen sich nur die geringste Disposition zu einem varikösen Zustand der Gefäße zeigt, sie mögen dabey nun am Bein ein Geschwür haben oder nicht, sollten ihre Kamaschen so gemacht werden, daß sie die Dienste einer festen Binde thäten; und dieß kann leicht dadurch bewirkt werden, daß man sie genauer an das Bein anschließend macht. Zu dieser Absicht passen die von wollnem Tuch verfertigten am besten, indem sie durch ihre Elastizität den Bewegungen des Gliedes nachgeben kön-

können, und dabey doch immer einen gleichförmigen Druck unterhalten.

Ein gewöhnlicher Schnürstrumpf thut äußerst gute Dienste, und wenn er ohne Unbequemlichkeit getragen werden könnte, so wäre wahrscheinlich gar keine andere Behandlung nöthig; oft aber kann der Patient den nöthigen Druck auf das ganze Glied nicht lange Zeit ertragen, und muß ihn daher, wenn er ihn einige Wochen getragen hat, wieder ablegen.

Nachdem ich bey einigen Geschwüren unter solchen Umständen bemerkt hatte, daß keine örtliche Behandlung, sie sey auch welche sie wolle, Heilung bewirkte, und daß hingegen das Geschwür unter den einfachsten Mitteln heile, wenn der Schnürstrumpf gebraucht wurde, so wandte sich natürlicher Weise meine Aufmerksamkeit von dem Geschwür auf den Zustand der Venen des Gliedes.

Der Fall, der besonders diese Ideen bey mir hervorbrachte, war folgender:

A. B. ein Arbeiter bey dem Optikus, Herrn Ramsden, hatte ein Geschwür am Fuß, weßwegen er in eins der königlichen Spitäler in London aufgenommen wurde; er blieb daselbst mehrere Monate; aber das Geschwür trotzte der Geschicklichkeit des Wundarztes, dessen Behandlung der Kranke anvertraut war, und er verließ das Spital in eben dem Zustande, wie er hinein gekommen war. Weil der Mann ein sehr brauchbarer Arbeiter war, so

war

war Herr Ramsden seiner Herstellung wegen äußerst besorgt, und bat auch mich, daß ich ihm meinen Rath ertheilen sollte. Da zufälliger Weise der Mann eine Zeit lang vorher, ehe ich ihn untersuchte, gestanden hatte, so gab mir dieß Gelegenheit zu bemerken, daß die Venen außerordentlich varikös und widernatürlich ausgedehnt waren. Ich rieth daher den Gebrauch des Schnürstrumpfs an, um die Venen zu unterstützen. Diesen wandte er gleich an, und wurde sehr bald hergestellt, während daß das Geschwür mit ganz einfacher Salbe verbunden wurde.

Dieser und mehrere andere Fälle empfehlen den Gebrauch des Schnürstrumpfs keineswegs als eine Behandlung, die bey allen alten Geschwüren an den Beinen paßte, wohl aber bey allen denen, wo die Venen des Gliedes ausgedehnt sind; es nahm mich dieß aber auch für die Anwendung von festen Einwickelungen bey Geschwüren an den Beinen ein.

Demungeachtet aber fand ich, wenn ich Versuche damit anstellte, daß es viele Leute giebt, deren Füße weder den Schnürstrumpf, noch sonst eine feste Binde vertragen, und wo, statt daß eine solche Behandlung nützlich wäre, das Geschwür sich bey diesen Leuten immer verschlimmerte; oder wenn es sich besserte, so ward das Glied so schmerzhaft, daß die Kranken doch die Bandage weglassen mußten.

Als ein Beyspiel der ersten Art will ich folgenden Fall anführen: Es konsulirte mich jemand

wegen eines kleinen Geschwürs am Fuß, welches er durch die gewöhnlichen Mittel vergeblich zu heilen gesucht hatte. Ich legte eine Salbe auf dasselbe, die aus einem Theil Unguent. hydrargyri nitrati mit 3 Theilen Schweinfett bereitet war, dabey wickelte ich das Bein so fest ein, als es der Kranke vertragen konnte. Er hatte die ganze Nacht keinen Schlaf, und den andern Tag sah das Geschwür schlimmer aus. Ich schrieb dieß aber keineswegs auf Rechnung irgend eines Stücks der Behandlung, und setzte diese daher fort; das Geschwür verschlimmerte sich noch mehr, und nun erzählte mir der Kranke, vor 15 Jahren habe er ein Geschwür an demselben Beine gehabt, sein Wundarzt, Herr Moffat, habe es gleichfalls eingewickelt, und die Wirkung sey die nämliche gewesen. Ich ließ daher nun die Bandage weg, und in wenig Tagen war das Geschwür völlig geheilt. Seit der Zeit sind mir mehrere Fälle dieser Art vorgekommen, und viele Leute können selbst, wenn sie ganz gesund sind, keinen Druck an den Füßen ertragen.

Diese Beyspiele lehrten mich, daß keine Behandlungsregel gegeben werden kann, die für alle Fälle paßte, indem die Idiosynkrasien des Körpers eine eigne Rücksicht erfordern. Da aber doch die Zahl derer, welche feste Binden nicht ertragen können, nur gering ist, so bin ich eher geneigt, sie für Ausnahmen und ungewöhnliche Fälle, nicht aber für solche zu halten, die den Werth der allgemeinen Behandlungsart verringerten. Aber seit der

der Zeit habe ich den Verdruß gehabt, zu bemerken, daß selbst in Fällen, wo die Venen in einem ausgedehnten Zustande waren, das Glied nur zu oft keinen Druck auf längere Zeit ertragen konnte.

Da die feste Binde und der Schnürstrumpf (die einzigen Methoden, die empfohlen sind und durch die Praxis sich als passend bewiesen haben, um die Venen zusammen zu drücken) in manchen Fällen nicht passend, aber in andern, mit großen Unbequemlichkeiten verknüpft sind, und daher nur selten allgemein gebraucht werden können, so bewog mich dieß darüber nachzudenken, wie dieselbe Wirkung auf eine andere Art hervorgebracht werden könnte.

Die Bemerkungen, die ich über das feste Einwickeln gemacht habe, müssen, wie ich glaube, jedem bekannt seyn, der auf diesen Gegenstand nur einige Aufmerksamkeit gewendet hat. Sie sind nicht in der Absicht aufgestellt, um etwas Neues bekannt zu machen, im Gegentheil sollen sie vielmehr als Rechtfertigung meiner Sonderbarkeit dienen, daß mir diese Behandlung nicht genüget: sie beweisen zu gleicher Zeit, daß ich sie nicht obenhin betrachtet, sondern daß ich unbefangene Versuche damit angestellt habe, und daß ich durch genaue Untersuchung ihrer Wirkung dahin gebracht bin, sie ganz aufzugeben, und mich zu bemühen etwas aufzufinden, was sie ersetzen könnte, ohne ihre Nachtheile zu haben.

Wenn man die Art und Weise betrachtet, wie die varikösen Geschwüre die Heilung der Geschwüre verhindern, so scheint es sich folgender Maßen am leichtesten erklären zu lassen. Wegen der Lage und der unzähligen Verwickelungen der Venae saphenae ist die Rückkehr des Bluts aus den kleinen Aesten so verhindert, daß dadurch die Cirkulation in den kleinen Arterien verzögert, und ihren Actionen, welche zur Bildung gesunder Granulationen Statt finden, entgegen gewirkt wird. Diese Bemerkung ist gewißer Maßen durch folgenden Umstand bestätigt. In Geschwüren, die an dem untern Theil des Fußes Statt finden und mit Schwäche verbunden sind, scheinen die Granulationen roth und gesund zu seyn, so lange der Patient sich in horizontaler Lage verhält. Wenn aber derselbe aufrecht steht, und nur einige Minuten in dieser Stellung bleibt, so bekommen sie eine dunkelrothe Farbe, und fangen häufig an zu bluten. Diese Veränderung kann nur von dem größern Widerstande herrühren, den das Blut bey seiner Rückkehr durch die Venen des Gliedes antrifft, so oft der Körper sich in aufrechter Stellung befindet.

Die Ausdehnung der Venen bringt auch noch eine andere Wirkung hervor. Die Häute der Gefäße und Klappen verdicken sich; dadurch werden letztere weniger geschmeidig, sie nehmen nicht den ganzen Raum des Kanals ein, und sind daher länger von keinem Nutzen. Und dieses Mangels wegen drückt die ganze Höhe der Blutsäule bey aufrechter Stellung

lung auf das in den kleinen Venen enthaltene Blut, so daß diese dadurch immer mehr ausgedehnt werden, und das Glied in einem schwächlichen Zustand bleiben muß.

Man sieht, daß es unter solchen Umständen ein Gegenstand von nicht geringer Wichtigkeit ist, den Druck dieser Blutsäule etwas zu vermindern, wodurch der Zustand der Theile etwas erleichtert, und sie mehr im Stande seyn werden, sich zu erholen; auch kann es die Ausdehnung der Venen hindern, und dadurch dem Fortschreiten des Uebels in diesen Gefäßen ein Ziel setzen.

Die einzige Art und Weise dieß zu bewirken, die mir in den Sinn kam, war die Bewerkstelligung einer künstlichen Klappe, dadurch daß man um die Vena saphena, da, wo sie unter dem Kniegelenk zum Vorschein kommt, eine Ligatur legt, und sie dadurch ungangbar macht. Die Ursache, warum man das Band gerade an der Stelle der Vene anlegt, ist, weil eben hier die Zweige von den verschiedenen Gegenden des Beins sich vereinigen, und einen gemeinschaftlichen Stamm bilden; und weil eben die widernatürliche Ausdehnung einiger oder aller dieser Zweige das Uebel hauptsächlich ausmacht, so besteht die allerwirksamste Methode, den Druck der in dem gemeinschaftlichen Stamm enthaltenen Blutsäule aufzuheben, darin, daß man jenen Stamm so nah wie möglich an der Stelle, wo die Zweige in ihn übergehn, ungangbar macht.

Die

Die Verfahrungsart, die Venen zu unterbinden, ist keineswegs neu; schon ältere Wundärzte hatten sie bey varikösen Venen im Gebrauch, und auch Herr Hunter wendete sie in einem Falle an. In diesem besondern Falle wurden mehrere Zweige einzeln aufgenommen, welches den Schmerz der Operation vermehrte, und sie langwieriger machte; aber ich hörte auch nachher, daß es dem Menschen sehr gut bekommen war. In dem Falle, den ich eben anführte, wurde diese Verfahrungsart bloß in der Absicht, das Uebel in den kleinen Venen zu heben, und ohne Rücksicht auf die Heilung der Geschwüre am Bein vorgenommen; und bey ältern Wundärzten konnte, weil nur die ausgedehnten Venenzweige unterbunden wurden, der Erfolg nicht so glücklich seyn. Dieß Fehlschlagen war wahrscheinlich auch wohl die Ursache, warum es nicht weiter in Ausübung gebracht wurde. *)

Hier

*) Die Heilung dieser Geschwüre, wo zugleich Blutaderknoten vorhanden sind, ist entweder gründlich, oder nur palliativ; die gründliche oder wahre Heilung, die die Alten vorgeschlagen, habe ich in dem Kapitel „von dem einfachen Blutaderknoten" aus einander gesetzt. Man macht nämlich einen Schnitt in die Haut, nimmt die Vene auf, und unterbindet sie 2c. †) Diese Methode ist aber, so viel

†) Folgendes ist die Stelle, worauf sich vorhergehendes Citat bezieht: Beym einfachen Blutaderknoten muß man nach der alten Methode die Operation des Schnitts anwenden, so daß

Hier ist sowohl die Absicht als auch die Methode der Ausführung etwas verschieden. Die Hauptabsicht nämlich ist die Heilung des Geschwürs, und man wird finden, daß dieß von nicht geringer Wichtigkeit ist, da man weiß, daß Geschwüre dieser Gattung zwar nicht so schmerzhaft und beschwerlich sind, als gemeiniglich Geschwüre zu seyn pflegen, doch aber immer schmerzhafte Empfindungen in dem Lauf der ausgedehnten Venen nach sich ziehen, wodurch der Kranke unfähig wird, Arbeit und Beschwerden zu ertragen; diese schmerzhafte Empfindung wird noch durch langes Stehen oder Gehen vermehrt. Daß diese Symptome sich bey den Geschwüren, wo ein solcher Zustand des Gliedes da ist, finden, fällt leicht in die Augen; denn wenig Stunden nachher, wenn man die Vena saphena unterbunden hat, verschwinden diese Zufälle, und der

viel ich weiß, bey uns nicht angewendet worden; auch habe ich selten beobachtet, daß die Heilung eines mit Blutaderknoten begleiteten Geschwürs durch Zerschneidung des Zweiges, der zu dem Geschwür führte, bewirkt worden wäre, indem gewöhnlich mehrere Venen an demselben Uebel litten. — Wisemanns chirurgische Werke, im Original. Vol. I. pag. 325.

daß man die Haut und die äußern Decken zerschneidet, und, wenn man die varikösen Venen in die Höhe gezogen hat, eine Ligatur ober = und unterhalb anlegt; dann schneidet man die Vene auf, nimmt das geronnene Blut heraus, und behandelt und heilt es nachher, wie beym Aneurisma angegeben worden ist. Ibid. im Original. Vol. I. pag. 108.

der Patient bemerkt nun erst eigentlich, welche schmerzhafte Empfindungen es ihm vorher erregte, und kann nun erst das Gefühl, wie schnell es verschwand, ausdrücken.

Eine zweyte Absicht ist, die zunehmende Ausdehnung der Venen des Gliedes zu verhindern, welche, wenn man derselben nicht vorbeuget, immer mehr ausgedehnt werden, und, wenn sie eine gewisse Größe erlangt haben, bey der geringsten Bewegung oder lang anhaltender aufrechter Stellung sehr schmerzen; welches auch in dem Falle, wo kein Geschwür vorhanden ist, zu geschehen pflegt.

Die Verfahrungsart, welche ich jeßt aufstellen werde, habe ich fünf Jahre lang befolgt, und während der Zeit Gelegenheit gehabt, ihre Wirkung in zwölf verschiedenen Fällen zu beobachten. Alle diese Fälle, den ersten ausgenommen, behandelte ich im St. Georgen-Spital, und mehrere der Patienten unterwarfen sich von selbst der Behandlungsart, weil sie die guten Folgen davon an andern sahen.

Da alles, was mit dem operativen Theil der Wundarzneykunst in Verbindung steht, die Seele des Kranken immer etwas in Furcht setzt, so wird jede andere Behandlungsart, sie sey auch noch so langweilig, von vielen einer Operation vorgezogen; da doch, wenn man es recht überlegt, die Schmerzen ohne Operation oft zehnmal stärker sind, als wenn man die Heilung mit der Operation zu Stande bringt.

Dieß

Dieß Vorurtheil gegen Operationen in der Wundarzneykunst muß so lange fortdauern, als man sie ganz für sich allein betrachtet; es wird aber aufhören, wenn man auf die Krankheiten, zu deren Heilung man sie anwendet, Rücksicht nimmt, und den Schmerz und das Unangenehme der einen gegen das der andern in Vergleichung bringt; man wird dann das, was bey oberflächlicher Beleuchtung grausam scheint, sehr menschlich finden. Ein Wundarzt, der eine neue Operation entdeckt, durch welche ein trauriges Uebel gehoben wird, sollte immer in demselben Lichte, wie jeder andere wohlthätige Mensch betrachtet werden, der den Leiden vieler seiner Mitmenschen vorbaut oder ihnen abhilft.

Die Operation der Unterbindung der Venae saphenae ist außerordentlich einfach, kann in kurzer Zeit verrichtet werden, und ist, wenn man nach der Erzählung derer, die sie ausgehalten haben, urtheilen kann, weniger schmerzhaft als man eigentlich erwarten sollte. In jedem Falle, wo ich sie verrichtete, ist es mein Bestreben gewesen, sie so wenig schmerzhaft als möglich zu machen, und die Methode, die mir am wenigsten Schmerz zu erregen scheint, ist folgende:

Da die Venen nur bey aufrechter Stellung recht ausgedehnt sind, so muß der Patient stehen, während daß die Operation verrichtet wird; und wenn er auf einen Tisch gestellt wird, worauf sich noch ein Stuhl befindet, auf dessen Lehne er sich stützen kann, so wird sein Kniegelenk sich ungefähr

in einer für den Wundarzt gemächlichen Höhe befinden. Das Bein, welches operirt werden soll, muß mit dem innern Knöchel gegen das Licht gerichtet seyn, wodurch die Vena saphena, wie sie über die Seite des Kniegelenks fortläuft, sehr gut in die Augen fällt. Wenn der Patient sich in dieser Stellung befindet, so wird von der an diesen Theilen sehr schlaffen Haut eine Querfalte gefaßt, und in dieser Lage mit dem Finger und Daumen des Wundarztes auf der einen Seite, und auf der andern von einem Gehülfen gehalten; diese Falte nun zerschneidet man mit einem spitzigen Scalpel; und zwar wird dieses so durchgestoßen, daß sein Rücken dem Gliede zugekehrt ist, um zu verhüten, daß die Vene nicht verletzt werde, fast eben so, wie man die Haut zerschneidet, wenn man eine Fontanelle legt. Hierdurch wird zwar die Vene hinlänglich bloß gelegt, aber gewöhnlich ist noch ein dünner, häutiger Ueberzug vorhanden, der sie in ihrer Lage festhält; trifft man nun diesen an, so macht man am besten die Vene mit der Spitze eines Messers von der Seite her frey. Dieß geschieht am leichtesten, wenn man diesen häutigen Ueberzug mit einer anatomischen Pinzette faßt, und dann zerschneidet; denn es ist sehr schwer auf Theilen zu schneiden, die nur wenig resistiren, und man läuft Gefahr, die darunter liegende Vene zu verletzen. Wenn dieß geschehen ist, so kann man leicht eine krumme, silberne, mit abgerundeter Spitze versehene Nadel, ohne Gefahr die Vene zu verletzen, durch das mit derselben versehene Zellgewebe bringen, und die

Liga-

Ligatur darum herum ziehen. Ist nun dieses, was man eigentlich als die ganze Operation betrachten muß, vollbracht, so bringt man am besten den Patienten zu Bette, damit die Vene, ehe man die Ligatur zuziehet, sich wieder in einem ruhigen Zustande befinde, und dann knüpft man einen Knoten über der Vene; dieß erregt einigen Schmerz, der aber keineswegs sehr heftig ist. Die Wundlefzen der Haut müssen dann, die Stelle ausgenommen, wo der Faden heraus geht, mit Heftpflaster an einander gebracht, und eine Kompresse und Binde darüber gelegt werden, um einen mäßigen Druck auf die Vene, sowohl ober = als unterhalb der in die Ligatur eingeschlossenen Theile, zu bewirken. Die Entzündung ist gewöhnlich sehr geringfügig; in einzelnen Fällen breitet sie sich zwar nach dem Laufe der dicht unter der Haut liegenden Venen weiter aus; aber selbst da, wo sie am weitesten um sich greift, ist sie mit keinen üblen Folgen begleitet.

Die Ligatur geht den neunten oder wenigstens bis zum zwölften Tag herunter, worauf denn auch die Theile gewöhnlich zuheilen.

Da es weiter keinen Nutzen hat, wenn die Ligatur so lange liegen bleibt, sondern nur die Heilung verzögert, so ist meine Gewohnheit, sie den fünften Tag wegzunehmen, wo denn der Patient das Zimmer fünf bis sechs Tage weniger zu hüten braucht.

Die Methode, die Ligatur abzunehmen, ist sehr einfach: die Vene liegt so nahe unter der Haut,

 daß

daß der Knoten leicht zum Vorschein gebracht werden kann, und die Schlinge der Ligatur, welche zur Zeit der Operation von der Vene ausgefüllt wurde, ist nun ganz lose, da das von ihr Eingeschlossene durch Absorbtion beträchtlich vermindert ist, so daß man die Spitze einer Schere leicht dazwischen bringen kann, wodurch sie denn mit Leichtigkeit aufgeschnitten, und die ganze Ligatur weggenommen wird.

Es kommen Fälle vor, wo mit der Vena saphena noch eine andere kleine Vene parallel fortläuft; wird nun die Vena saphena unterbunden, so dehnt sich diese aus, und die Krankheit dauert so fort: ist dieß der Fall, so muß diese Vene auch unterbunden werden. Auf diese Umstände muß man wo möglich gleich bey der ersten Untersuchung Rücksicht nehmen, indem die beiden Venen oft so nahe an einander liegen, daß sie beide in eine und dieselbe Ligatur eingeschlossen werden können.

Diese Ausdehnung der Venae saphenae ist zuweilen mit einer Ausdehnung der Zweige der Venae saphenae minoris verbunden, welche hinten am Bein in die Höhe steigt: ist dieß der Fall, so hat die Krankheit eine ungewöhnliche Höhe erreicht, und in solchen Fällen kann man mit Wahrscheinlichkeit keinen glücklichen Ausgang erwarten, wenn nicht beide Venenstämme unterbunden werden.

In zwey oder drey Fällen habe ich Zweige der Venae saphenae minoris ausgedehnt gefunden, ohne

ohne daß die ganze Vena saphena auf diese Art krank war; die Hauptverwickelungen der erweiterterten Vene waren an der Wade und an der äußern Seite des Fußes gleich unter dem Knöchel. In diesem Falle war kein Geschwür da, und konnte daher auch kein bündiger Grund angegeben werden, um die Patienten zu vermögen, sich der Operation zu unterwerfen; auch war ich nicht ganz geneigt sie vorzuschlagen, sondern empfahl nur den Gebrauch des Schnürstrumpfs, und erklärte ihnen, daß im Fall dieser nichts leisten sollte, sie es nachher in ihrer Macht hätten, zur Unterbindung des Venenstammes ihre Zuflucht zu nehmen.

Die Ausdehnung der Venae saphenae minoris erwähne ich mehr als etwas ungewöhnliches, als daß ich ihn als einen Fall anführte, welcher chirurgische Behandlung erforderte, damit man sie doch, wenn man sie antrifft, von der Ausdehnung der Venae saphenae, als des Gegenstandes unserer Betrachtung, unterscheiden könne.

Ich habe einen Fall beobachtet, wo bey einem Geschwür nur die Zweige der Venae saphenae minoris allein ausgedehnt waren. Das Geschwür saß mehr hinterwärts als man es gewöhnlich findet, und die Venenzweige auf der Wade waren beträchtlich varikös, so daß sie große Hervorragungen bildeten; auch der Stamm selbst war sehr ausgedehnt, während daß die Vena saphena von fast natürlicher Größe war. Der Patient war ein junges Frauenzimmer von zärtlichem Körper, aber sonst recht ge-

gesund; sie war 25 Jahr alt, und litt in den Geschwüren solche Schmerzen, die sich von da nach dem Lauf der ausgedehnten Venen ausbreiteten, daß sie unfähig wurde nur eine kurze Zeit zu gehen oder zu stehen, wenn das Geschwür nicht mit Binden eingewickelt war.

Da es Fälle giebt, wo das Uebel, obgleich die unmittelbaren Zweige der Venae saphenae ausgedehnt sind, doch nicht weiter um sich greift, dieß auch, wiewohl seltner, bey den Zweigen der Venae saphenae minoris Statt findet, und da man Beyspiele hat, daß die Krankheit in beiden Statt findet; so ist es nöthig zu bestimmen, wie man komplizirte Fälle unterscheiden müsse.

Die Venenzweige, welche vom Fuß in die Höhe steigen, anastomosiren häufig und ungehindert mit einander; es ist daher ganz unmöglich genau zu bestimmen, welcher von ihnen die Seitenzweige angehören.

Wenn die Vena saphena ausgedehnt wird, so werden auch viele der gemeinschaftlichen Zweige, und einige von denen, die zu dem hintern Stamm gehören, an demselben Uebel leiden, und vice versa, wenn die Vena saphena minor ausgedehnt ist. Man muß dieß aber nicht so betrachten, als wären beide Venen von der Krankheit angegriffen; denn die Zweige der einen von ihnen leiden bloß sekundär, wegen ihrer Verbindung mit der andern. Wie viele Venen nun auch an dem untern Theile

des

des Gliedes ausgedehnt seyn mögen, so muß, wenn diese Ausdehnung in den Venen des obern Theils des Beins sich bloß nach dem Lauf des einen Venenstammes ausbreitet, die Krankheit auch nur diesem Stamme, es sey nun der eine oder der andere, zugeschrieben werden; indem es einleuchtend ist, daß der andere, weil er seine natürliche Größe behält, der Krankheit nicht theilhaftig ist.

Krankheitsgeschichten,

wo die Vena saphena unterbunden wurde, um Heilung der Geschwüre an den Beinen zu bewirken.

Da meiner Meinung nach diese Operation, in so fern sie nämlich in der Absicht verrichtet wird, um Geschwüre zur Heilung zu bringen, noch ganz neu ist, so scheint mir folgende Methode am unverwerflichsten zu seyn, um die Thatsachen, von denen ich Zeuge gewesen bin, dem Publiko vorzulegen. Ich werde nämlich von den Fällen, welche ich zu behandeln gehabt habe, eine ganz ungeschmückte Darstellung liefern, damit sie auch für andere über diesen Gegenstand so beweisend seyn mögen, als sie es mir waren.

Erster Fall.

Ein 60jähriger Mann hatte mehrere Jahre lang seinen Lebensunterhalt mit Botengehen verdient, da ihn ein großes Geschwür am linken Fuß, gerade über

über dem Knöchel, zu jeder angreifenden Beschäftigung unfähig gemacht hatte. Das Uebel hatte schon zwölf Jahre gedauert; zu einer Zeit war es oft besser gewesen als zur andern, aber völlig geheilt war es nie während dieser Behandlung.

Im Jahre 1792 wurde es so schlimm, daß es ihn nöthigte zu Hause zu bleiben, und damals war es, als ich ihn zuerst sah. Als ich das Glied untersuchte, waren die Venen sehr ausgedehnt und varikös, und der Stamm der Venae saphenae hatte fast die Dicke eines kleinen Fingers. Dieser Umfang der Vene brachte mich auf die Idee, sie an dieser Stelle zu unterbinden, in der Absicht, die kleinern Zweige von dem zu starken Druck des Blutes zu befreyen, welchen ich für die Ursache hielt, daß die Theile so schwach blieben, und das Geschwür nicht geheilt werden konnte. Ich sagte dem Patienten darüber meine Meinung, daß, wenn er sich entschließen könnte, sich der Operation zu unterwerfen, ich sie gern an ihm verrichten wollte. Das Verlangen des Menschen, geheilt zu werden, brachte ihn dahin, daß er sich jeder Behandlungsart unterwerfen wollte, die nur die geringste Besserung zu Wege bringen könnte. Die Vene wurde daher auf die schon erwähnte Art unterbunden. Er klagte über wenig Schmerzen, auch erregte die Operation keine unmäßige Entzündung, nach neun Tagen ging die Ligatur schon herunter, und in 14 Tagen war die Wunde geheilt.

Das Geschwür am Bein wurde mit trockner Leinwand verbunden, schon am zweyten Tag nach der Operation bekam es ein besseres Ansehn, am vierzehnten Tage hatte sein Umfang schon um die Hälfte abgenommen, und binnen 28 Tagen war es völlig geheilt. Auch war er nun von den Schmerzen, die sich nach dem Laufe der Venen ausgebreitet hatten, völlig befreyet, denen er mehrere Jahre lang unterworfen gewesen war.

Er kehrte zu seinen Geschäften als Botenläufer zurück, und ein Jahr nachher besuchte er mich noch völlig wohl; sein Bein war fortdauernd gesund gewesen.

Zweyter Fall.

Sarah Stapleton, Köchin und Hausmagd, 21 Jahr alt, wurde im Januar 1794 wegen eines Fußgeschwürs als Kranke ins St. Georgen-Spital aufgenommen. Das Geschwür hatte seinen Sitz auf der innern Seite des Beins, etwas höher als der Knöchel; es hatte schon mehrere Monate gedauert, und war sehr schmerzhaft, besonders des Nachts, wodurch es ihr die Ruhe benahm. Der Schmerz war nicht auf das Geschwür eingeschränkt, sondern schien sich dem Laufe der Venen nach auszubreiten, und wurde nach Anstrengungen, oder wenn sie nur etwas lange hatte stehen müssen, heftiger und stärker, und war folglich wegen der am Tage verrichteten Arbeit (deren, wie es ihre Lage als

als Magd mit sich brachte, sehr viel war) des Nachts immer am heftigsten.

Bey der Untersuchung des Gliedes fand ich die Zweige der Venae saphenae sehr ausgedehnt und varikös: unter solchen Umständen schlug ich denn vor, die Vena saphena zu unterbinden. Während der Operation, wobey sie aufrecht stand, klagte sie über große Schmerzen in dem Geschwür, weil sie auf dem Bein fest stehen mußte; sobald aber die Ligatur um die Vene gezogen war, hörte dieser Schmerz auf, und kam hernach nie wieder. Bey der Operation bemerkte ich eine kleine Vene, die mit der Vena saphena parallel lief, und mit Recht fürchten ließ, daß das Uebel wiederkommen möchte. Da dieß aber doch noch ungewiß war, so gab ich der Patientin bloß von dem Umstande Nachricht, und überließ es ihrem freyen Willen, ob sie sie jetzt auch unterbunden haben, oder ob sie abwarten wollte, ob sie sich erweiterte, wo sie denn, wenn dieß geschähe, die Operation noch einmal könnte verrichten lassen. Sie zog das letztere vor. Nach zehn Tagen ging die Ligatur herunter, das Geschwür an dem Bein heilte in 3 Wochen völlig zu, und sie wurde ganz wohl aus dem Spital entlassen.

Sie ging wieder als Köchin bey einer kleinen Familie in Dienste, und war ihrer Geschäfte wegen sehr dem Feuer ausgesetzt, wobey sie viel stehen mußte; durch dieß alles geschah es, daß die Venen des Beins wieder aufschwollen, und sich vergrößerten. Aber der Fuß blieb gesund, und der Schmerz kam nicht

nicht wieder. Funfzehn Monate nach der Unterbindung der Venae saphenae platzte an der Stelle, wo vorher das Geschwür gewesen war, eine Vene und blutete stark; es stillte sich die Blutung wieder von selbst, die Menge des Bluts aber, das sie verloren hatte, machte sie sehr unruhig, und bewog sie ins Spital zurück zu gehen, um sich Raths zu erholen.

Bey der Untersuchung der Venae saphenae, an der Stelle, wo die Ligatur angelegt war, fand ich zwey große Venen, so daß zur Zeit der Operation zwey kleine Zweige, auf jeder Seite der Venae saphenae einer, da gewesen seyn mußten, von denen nur einer bey der ersten Untersuchung bemerkt worden war. Diese beiden Venen wurden nun in eine Ligatur eingeschlossen. Dieß geschah den 17. April 1795. Das Unterbinden der Venen erregte beträchtlichen Schmerz, der sich in zwey Tagen nicht völlig verlor. Den 22. wurde die Ligatur weggenommen, und nachdem dieß geschehen, besserten sich die Theile sehr, und binnen einer Woche heilte die Wunde zu.

Die Ligaturen, welche bey jeder Operation angelegt werden, um die Gefäße vor Verblutungen zu sichern, wirken, so lange sie in der Wunde bleiben, als fremde Körper, und unterhalten einen beträchtlichen Grad von Reitzung, welche, obgleich fast bey jedem Patienten verschieden, doch immer sehr ansehnlich ist; dieß wird besonders durch die Erleichterung bemerkbar, die der Patient nach ihrer

Weg-

Wegnahme empfindet. In dem Beine zeigte sich eine Zeit lang ein Gefühl von Schwäche, und es schwoll an, wenn die Person einige Stunden ging; aber dieß verlor sich nach und nach, und im Anfang März verließ sie das Spital.

NB. Das Anschwellen des Beins, einige Wochen nach der Operation, ist ein Zufall, welcher sich in vielen Fällen findet.

Dritter Fall.

Ein 60jähriger Mann wurde im Jahre 1794 wegen eines Geschwürs am Beine, das schon mehrere Jahre alt war, ins Spital aufgenommen. Das Geschwür zeigte sich als ein solches, bey dem ausgedehnte und varikōse Venen vorhanden waren. Ich setzte es daher dem Kranken aus einander, in welcher Verbindung beide Uebel mit einander ständen, und schlug ihm die Unterbindung der Venae saphenae vor, worein er auch gleich willigte. In diesem Falle hatten die Venen festere Häute, und waren lockerer im Zellgewebe befestigt, als ich es bey jüngern Kranken bemerkt hatte. Sie wurde mit leichter Mühe unterbunden. Gleich nach der Operation bekam das Geschwür ein besseres Ansehn, heilte aber langsamer als in den vorigen Fällen, welches wahrscheinlich von dem hohen Alter des Mannes herrührte; aber nach Monatsfrist war er völlig hergestellt. Zu bemerken ist dabey, daß sowohl in diesem als in den andern Fällen kein an-

andrer Verband als nur trockne Leinwand und weiße Salbe angewendet ist, die Fälle ausgenommen, wo es ganz ausdrücklich angemerkt ist.

Vierter Fall.

Richard Pinkley, 34 Jahr alt, klagte seit 10 Jahren über Geschwulst eines seiner Beine; während der letzten Hälfte dieser Periode hatten sich nach und nach die Venen ausgedehnt, und etwas höher als der innere Knöchel war ein Geschwür ausgebrochen, welches zuheilte, aber wieder aufbrach; dieß geschah mehrmals, und zuletzt wurde das Geschwür so groß und schmerzhaft, daß es nicht wieder zugeheilt werden konnte. Dieß bewog ihn, sich als Kranker ins St. Georgen-Spital aufnehmen zu lassen. Ich bekam ihn zu behandeln, und ihm wurde die Unterbindung der Venae saphenae als das einzige Mittel vorgeschlagen, um eine dauerhafte Heilung des Beins zu bewerkstelligen. Er ließ sich dieß gern gefallen, und die Operation wurde den 10. April 1795 verrichtet. Die Vene war sehr groß, und den dritten Tag fand sich Geschwulst des Beins ein; den sechsten Tag wurde die Ligatur abgenommen, die Entzündung nahm zu, und breitete sich nach dem Lauf der Venenzweige aus. Sie war augenscheinlich erysipelatöser Art; sie erstreckte sich bis an den Schenkel, und das Geschwür bekam ein faulichtes Ansehn. Am zehnten Tage fing die Entzündung an nachzulassen, den zwölften war sie noch mehr vermindert, aber die Ge-

Geschwulst blieb dieselbe. Nun bekam auch das Geschwür ein besseres Ansehn; den achtzehnten war die Entzündung fast ganz verschwunden, und den acht und zwanzigsten Tag nach der Operation war der Kranke völlig wohl.

Die erysipelatöse Entzündung, die das Bein und den Schenkel befiel, muß gewisser Maßen als zufällig betrachtet werden, und als etwas von dieser Operation unabhängiges; man trifft sie häufig in allen Spitälern an, und im Frühjahr findet man, daß sehr viele chirurgische Patienten im St. Georgen-Spital ihr unterworfen sind, es mag übrigens ihrem Uebelbefinden zufällige äußere Verletzung, oder eine Operation, oder ein lange dauerndes Geschwür zum Grunde liegen. Sie scheint durch irgend eine Eigenschaft der Luft in dieser Jahrszeit veranlaßt zu werden, und wenn die erysipelatöse Entzündung einmal entstanden ist, so verursacht die durch die Ligatur hervorgebrachte Reitzung, daß sie nach dem Laufe der Venen weiter um sich greift.

Fünfter Fall.

Ein Mann von 60 Jahren, der das Amt eines Thürstehers bekleidete, kam mit einem Geschwür an der innern Seite des rechten Beins, das schon mehrere Jahre gedauert hatte, im Juny 1794 ins St. Georgen-Spital. Das Geschwür war mehrmals geheilt, brach aber immer wieder auf, und

machte

machte ihn damals, als er ins Spital kam, unfähig die Beschwerlichkeiten seines Dienstes zu ertragen. Die Venen des Gliedes waren sehr ausgedehnt, und folglich sehr varikös: ich schlug vor eine Ligatur um die Vena saphena anzulegen, wozu er seine Einwilligung gab. Die Operation war mit wenig Schmerz verknüpft, die Ligatur ging den neunten Tag nach der Operation herunter, und den vierzehnten war die Wunde völlig geheilt. Nun hatte aber der Aufenthalt im Spital eine nachtheilige Wirkung auf seine Gesundheit überhaupt. Er schrieb dieß der Eingeschlossenheit und dem Mangel an Bewegung zu, indem er gewohnt war sich viel in freyer Luft aufzuhalten. Er verlor den Appetit, und die Geschwüre am Fuße griffen bis zu einer beträchtlichen Größe um sich. Unter diesen Umständen ließ ich ihn in ein Privatlogis bringen. Sobald er das Spital verlassen hatte, fing er an sich zu bessern, in weniger als 6 Wochen nach der Operation heilte das Geschwür am Bein zu, und er wurde völlig hergestellt.

Sechster Fall.

Anthony Kenedy, ein Bedienter, 35 Jahr alt, fand im Monat April 1793, daß die Venen seines linken Beins außerordentlich ausgedehnt waren, sie nahmen nun immer noch an Größe zu, und 6 Monate nachher brach gerade über dem innern Knöchel noch ein Geschwür aus. Dieß griff weiter um sich, und wurde in 8 Wochen so groß und schmerz-

schmerzhaft, daß er seinen Dienst verlassen, und ins Krankenhaus zu Dumfries gehen mußte, wo er 5 Monate blieb, binnen welcher Zeit sein Bein völlig hergestellt wurde. Er kehrte darauf zu seinem Herrn zurück, und reisete mit diesem nach Bath, wo aber sein Geschwür wieder aufbrach. Die Venen am andern Beine fingen auch an sich auf eben die Art zu vergrößern, und an derselben Stelle des Beins brach ein Geschwür aus. Wegen dieser zweyen Geschwüre wurde er 5 Monate lang von mehrern berühmten Chirurgen behandelt, ohne daß er Erleichterung spürte. Er ging darauf in das Spital zu Bath, blieb da 6 Monate, und beide Geschwüre heilten zu; aber nach Verlauf von 2 Monaten brachen sie wieder auf, und wurden schmerzhafter noch wie vorher. Nun wurde er ins Krankenhaus zu Bristol aufgenommen, und blieb da 6 Monate; aber die Geschwüre konnten nicht geheilt werden, und die Wundärzte sagten ihm: es habe weiter nichts zu sagen, daß sie diese Geschwüre nicht heilen könnten, weil sie ohnedem wieder aufbrechen würden, und er könnte nie eine dauerhafte Heilung erlangen. Unter diesen Umständen kam er nach London, und suchte meine Hülfe. Ich rieth ihm ins St. Georgen-Spital zu gehen, wo er den 5. Januar 1796 aufgenommen wurde.

Zu der Zeit war an jedem Bein ein Geschwür von faulichtem Ansehn; die Zweige der Venae saphenae an beiden Beinen waren sehr ausgedehnt

 und

und varikös. Ich sagte ihm, daß eben diese Ausdehnung der Venen die Ursache sey, wodurch das Geschwür zu heilen verhindert werde, und schlug ihm nun vor, die Venen an jedem Bein zu unterbinden, wobey ich meine Gründe angab, und die Vortheile, die ihm daraus erwachsen würden, aus einander setzte. Er war gleich zufrieden, daß alles geschehen sollte, was ich für nöthig finden würde. Am 9. Februar wurde die Vena saphena am linken Bein unterbunden. Am 16. wurde die Ligatur abgenommen, die Wunde hatte ein sehr gesundes Ansehn, und das Geschwür war augenscheinlich besser. Am 19. wurden die Venen des andern Beins auch so behandelt, und die Ligatur wurde am 23. abgenommen. Er fühlte in jedem Glied während der Operation nur wenig Schmerz, und nachher gar keinen. Die Geschwüre, die einzig und allein mit trockner Leinwand verbunden wurden, näherten sich schnell der Heilung, und den 1. März wurde die Wunde, die bey der ersten Operation gemacht war, völlig geheilt, und so auch am 8. die bey der zweyten Operation gemachten. Am 26. war das Geschwür am linken Fuß mit Haut bedeckt, und beynahe auch das am rechten Beine. Letzteres heilte aber erst 14 Tage später. Den 14. April wurde er aus dem Spital entlassen.

Siebenter Fall.

Robert Bradbury, 19 Jahr alt, ein Bedienter, hatte ein Geschwür am linken Bein, und wurde den 23. Juny ins St. Georgen-Spital aufgenommen. Folgendes ist die Krankheitsgeschichte: Schon seit mehrern Jahren waren die Venen des Beins sehr ausgedehnt, aber ohne daß ihm dieß sonderliche Beschwerden verursacht hatte, bis 1½ Jahr vorher, ehe ich ihn sah. Damals brach nämlich durch einen Fußtritt auf das Bein, gerade über dem innern Knöchel ein Geschwür aus, welches heilte, aber von neuem aufbrach; dieß geschah mehrere Male, und bey jeder Wiedererscheinung bekam es ein schlimmeres Ansehn, und die Heilung war langwieriger; besonders aber zu der Zeit, als er ins Spital kam, zeigte es nicht die geringste Disposition zur Heilung. Unter diesen Umständen betrachtete ich den Zustand der Venen als die Ursache, daß das Geschwür in einem reitzlosen und ungesunden Zustande blieb, und schlug die Unterbindung als ein Mittel vor, um die Radikalkur zu bewirken. Den 26. Juny wurde die Operation vorgenommen, und den 30. die Ligatur herunter genommen. Den 4. July hatten die Venen beträchtlich an Umfang abgenommen, und das Geschwür am Bein war völlig geheilt. Den 8. war die bey der Unterbindung der Venen gemachte Wunde in so weit geheilt, daß sie keine weitere Folge haben konnte, und es wurde ihm daher erlaubt das Spital zu verlassen, und zu seinem Herrn zurückzukehren.

Fünf Monate nachher sah ich ihn wieder, und damals hatte sich kein Geschwür wieder eingefunden.

Achter Fall.

James Peasnell, ein Bedienter, 28 Jahr alt, hatte seit zwölf Wochen ein Geschwür am innern Knöchel des linken Fußes, verbunden mit einem varikösen Zustand der Zweige der Venae saphenae dieses Beins. Er schrieb dieß einem Krampfe (cramp) zu, und glaubte, daß schon vor 16 Jahren die Venen angefangen haben sich auszudehnen. Diese Ausdehnung der Venen hatte ihm keinen Schmerz verursacht, ausgenommen, wenn sie sehr gedrückt wurden, oder wenn er eine schwere Last trug. Er wurde den 9. Oktober ins Spital aufgenommen, und meiner Besorgung anvertraut. Er kam mit dem festen Vorsatz ins Spital, sich die Vena saphena unterbinden zu lassen, damit das Geschwür zur Heilung gebracht, und manche schmerzhafte Zufälle gehoben würden, welche die ausgedehnten Venen verursachten.

Er war schon einen Monat vorher als Kranker im Spital gewesen, aber alles was man unternahm, Heilung zu bewirken, mißglückte; dieß bewog ihn zu dieser Heilmethode seine Zuflucht zu nehmen. Den 10. Oktober wurde die Operation verrichtet, und den 14. verursachten die Venen, wenn sie mit dem Finger gedrückt wurden, schon nicht mehr den Schmerz wie vorher, und das Ge-

Geschwür am Knöchel sah besser aus. Am siebenten Tage wurde die Ligatur abgenommen, und die Wunde nur obenhin verbunden; den neunten Tag hatte er einen Anfall von Fieber; den zehnten war er wieder besser, aber an der Wunde fand sich eine erysipelatöse Entzündung ein, und erstreckte sich mit dem Zellgewebe an dem Bein hinunter, aber die Zweige der Venae saphenae waren davon nicht angegriffen; den funfzehnten Tag hatte sich ein Absceß an der Wade gebildet, sein ganzer Körper war überhaupt sehr geschwächt; den neunten Tag bildete sich ein zweyter Absceß etwas unter dem andern, so daß die beiden Oeffnungen mit einander kommunicirten, indem das Zellgewebe unter der Haut zerstört war.

Von der Zeit an wurde er täglich schlimmer, und am dreyßigsten Tag hatte er Husten, Mangel an Appetit und hektisches Fieber. Da ich mir einbildete, daß diese Zufälle von der Spitalluft herrührten, welche er nicht vertrug, so schlug ich vor, ihn gleich in eine Privatwohnung zu bringen, welches aber mehrerer Umstände wegen nicht eher als mit dem vierzigsten Tage geschehen konnte. Er war kaum aus dem Spital heraus, als er auch schon schlafen konnte, und seinen Appetit wieder erlangte, und binnen 3 Wochen war seine Gesundheit im Ganzen wieder hergestellt; alle Geschwüre, die durch die Abscesse entstanden waren, waren geheilt, und er kehrte zu seinem Herrn zurück.

Neunter Fall.

John Backer, ein Tagelöhner, 60 Jahr alt, hieb sich vor 20 Jahren mit einem Beil einen Zweig der Venae saphenae entzwey, die Wunde heilte zwar schnell, aber die Zweige der Vene wurden ausgedehnt und varikös, und hatten seit der Zeit dann und wann immer geschmerzt, wenn sie gedrückt wurden.

Im August 1796 bekam er einen Stoß an den innern Knöchel, welches ein Geschwür bildete; 2 Monate lang ging er so herum, und wandte mehrere Mittel an; aber nach diesem wurde es so groß und schmerzhaft, daß es ihn bewog im St. Georgen-Spital Hülfe zu suchen. Er wurde den 8. Oktober aufgenommen. Als ihm erklärt wurde, daß die Ausdehnung der Venen des Beins die Heilung des Geschwürs verhindere, so gab er gleich seine Einwilligung zu jeder Operation, durch welche die Heilung des Geschwürs erleichtert werden könnte.

Am 10. wurde die Vena saphena unterbunden, bald nach der Operation verminderte sich nach und nach der Schmerz, den er in den Venen, wenn sie gedrückt wurden, fühlte, und das Geschwür hatte an Umfang abgenommen; der einzige Verband, der dabey angewandt wurde, war trockne Leinwand. Den siebenten Tag nach der Operation wurde die Ligatur abgenommen, und die Wunde sah sehr gut aus;

aus; sie fuhr in der Heilung mehrere Tage lang fort; nachher aber entzündete sie sich und breitete sich aus, während die Geschwüre am Knöchel die nämliche Disposition annahmen. Unter dem Gebrauch des gelben Rübenbreyes ließ die Entzündung nach, und die Theile bekamen wieder das Ansehn, als wenn sie heilen wollten. Nach 5 Wochen wurde der Mann entlassen, da die bey der Unterbindung gemachte Wunde völlig geheilt, und das Geschwür am Knöchel so klein war, daß man ihn nicht bewegen konnte, länger im Spital zu bleiben.

In diesen neun Fällen wurde die Vena saphena wegen Geschwüren am Bein unterbunden, welche so hartnäckig jeder andern Behandlungsart widerstanden hatten, daß die Patienten sich gern der Operation unterwarfen, um nur ihre Heilung zu bewirken.

Bey allen bekam binnen 3 Tagen nach der Operation das Geschwür ein besseres Ansehn, und von dem Zeitpunkt an heilten sie, wenn sonst kein Umstand dazwischen kam, wie Geschwüre in gesunden Theilen.

In allen diesen Fällen wurden den Tag darauf die Venen des Gliedes augenscheinlich kleiner, und in einigen Fällen in einem sehr beträchtlichen Grade, und binnen einer Woche hatten sie gewöhnlich sehr an Umfang abgenommen.

Da wo sich Fieber, Entzündung und Abnahme der Gesundheit überhaupt einfand, fanden alle diese Wirkungen gewöhnlich in Einem Falle Statt, und waren auch dem, was in Spitälern von Veränderung der Lebensart und einer eingeschlossenern Lage, als es die Patienten gewohnt sind, zu entstehen pflegt, so ähnlich, daß sie zum Theil wenigstens diesen Umständen zugeschrieben werden müssen, und auch vielleicht entstanden wären, wenn keine Operation vorgenommen wäre. Auch muß man zu gleicher Zeit voraussetzen, daß in reitzbaren Subjekten das Anlegen einer Ligatur um eine Vene in so weit auf den Körper wirken kann, daß jene Ursachen dann leichter auf den Körper wirken können als sonst.

Damit es nicht scheine, als wenn ich die Wirkung zu hoch anschlüge, die durch Eingeschlossenheit und Hospitalluft auf die Gesundheit mancher Subjekte, besonders solcher, welche sich einer Operation unterworfen hatten, hervorgebracht werden, so will ich noch folgendes über diesen Gegenstand bemerken.

Es ist hinlänglich bekannt, wie sehr die Gesundheit durch langen eingeschlossenen Aufenthalt in einem Spital leidet; daß sie aber selbst in dem kurzen Zeitraume einer Woche oder von 14 Tagen so sehr leiden kann, wird man nicht so leicht glauben, obgleich auch in der Praxis nicht selten Beyspiele dieser Art vorkommen. Fänden sich diese Wirkungen nur einzig und allein in Spitälern, so könnte man

man sie alle zusammen der schlechten Luft zuschreiben; welches diese wohlthätigen Anstalten in keinen guten Ruf bringen könnte. Aber dieß ist keineswegs der Fall, indem dieselben Zufälle sich auch bey Privatpatienten finden.

In drey verschiedenen Beyspielen nahm bey jungen Frauenzimmern, welche vom Lande nach London kamen, um sich einer Operation zu unterwerfen, die Gesundheit schon nach 14 Tagen ab, und wurde so lange immerfort schwächer, bis sie wieder in freye Luft gebracht wurden; und vom ersten Athemzug in freyer Luft an war die Besserung so augenscheinlich, daß man voraussah, die Luft allein könne hier Genesung bewirken; wie sie sich auch wirklich bey täglichem Spazierfahren wieder einfand. Ihre Wohnung war in der Nähe von Leicester-square, welches man eben nicht als sehr eingeschlossen liegend betrachten kann. Nachdem sie geheilt waren, litt ihre Gesundheit gar nicht, als sie auch in derselben Wohnung blieben, so daß man nicht sagen konnte, London bekäme ihrer Gesundheit nicht. Als ich mich mit zweyen dieser Kranken über diesen Gegenstand unterhielt, so erzählten sie, daß sie nicht aushalten könnten, auch nur wenige Tage im Zimmer bleiben zu müssen, ohne davon angegriffen zu werden.

Wenn dieß in der Privatpraxis vorkommt, so muß es auch, wegen der Bauart der Zimmer und der Lage der Gebäude in Spitälern, und selbst

in den luftigsten, Statt finden. Landleute und Personen von dieser Klasse werden am schnellsten davon angegriffen, und mir sind Beyspiele vorgekommen, wo diese ihre Gesundheit binnen weniger als 14 Tagen im St. Georgen-Spital einbüßten, und sich wenige Tage nachher, wenn sie mehr in die freye Luft gekommen sind, wieder erholten.

Krank-

Krankheitsgeschichten,

von varikösen Venen, wo keine Geschwüre gegenwärtig sind, wo die Zweige kleiner wurden, nachdem der Stamm unterbunden, und an der Stelle unwegsam gemacht war.

Ich habe die folgenden Fälle abgesondert aufgestellt, weil sie nicht unmittelbar mit dem Gegenstande dieses Werks, welches sich mit der Behandlung der Geschwüre beschäftigt, in Verbindung stehen. Sie sind noch hinzukommende Thatsachen, die die Operation, von der ich vorhin redete, betreffen; und wenn sie diese nur etwas erläutern, so kann man nicht sagen, daß sie mit Unrecht an dieser Stelle wären.

Erster Fall.

A. B. 35 Jahr alt, seines Gewerbes ein Mahler, kam im Jahre 1794 ins St. Georgen-Spital, um Hülfe gegen eine Schwäche seiner Beine zu suchen, die ihn unfähig machte, seinen Geschäften, wobey er viel stehen mußte, nachzugehn. Als ich seine Beine untersuchte, waren die

Ve-

Venen außerordentlich ausgedehnt und varikös, sowohl an dem einen wie an dem andern Beine; es fand sich sonst gar kein örtliches Uebel, nur allein Schmerz und Unfähigkeit lange zu stehen. Wahrscheinlicher Weise litt er besonders durch die schwächenden Wirkungen des Bleyes an dieser Krankheit.

Wegen des glücklichen Erfolgs, welchen ich in den erwähnten Fällen bemerkt hatte, glaubte ich, daß die Unterbindung der Venae saphenae ihm von wesentlichem Nutzen seyn würde, und schlug ihm daher vor, sie an einem Beine zu versuchen, und wenn er dann beträchtliche Erleichterung davon bemerkte, sie dann auch an dem andern geschehen zu lassen. Hierzu zeigte er sich gleich willig, und die Operation wurde verrichtet. Es lag in diesem Falle neben der Vena saphena noch eine beträchtliche Vene, die ich in dieselbe Ligatur mit einschloß; die Operation verursachte wenig Schmerz, und zog auch sonst wenig Beschwerden nach sich. Die Ligatur ging am neunten Tage herunter, aber die Wunde heilte noch nicht; er wurde blaß und mager, bekam Zittern und kalte Schweiße, mit Verlust des Appetits. Diese Zufälle kamen, nachdem er 14 Tage im Spital war, zum Vorschein, und schienen gewisser Maßen von der Hospitalluft, die ihm nicht bekam, herzurühren. Daß dieß zum Theil der Fall war, wurde dadurch bestätigt, daß sie sehr nachließen, als er täglich in die freye Luft ging, und innerlich die China brauchte. Sobald er sich erholte, welches ungefähr nach einem Monat geschah, rieth ich ihm aufs Land

zu gehen, um seine Gesundheit wieder herzustellen, weil der eingeschlossene Aufenthalt im Spital seinem Körper zu schlecht bekam, als daß man das geringste am andern Bein hätte vornehmen können; nach einiger Zeit, sagte ich ihm, möchte er dann wiederkommen, wenn der Erfolg der Operation ihn reitzte, sie auch an dem andern Bein verrichtet zu haben. Ich habe seit der Zeit nicht wieder Gelegenheit gehabt, ihn zu sehen, und kann daher von diesem Falle weiter keinen Schluß ziehen, als aus den unmittelbaren Wirkungen der Operation, die sehr günstig ausfielen, indem die Venen viel kleiner wurden, als sie vorher waren.

Zweyter Fall.

Thomas Gough, 40 Jahr alt, kam ins St. Georgen-Spital, und ich bekam ihn wegen einer Geschwulst und Schwäche an dem rechten Beine zu behandeln, welche ihn verhinderten irgend eine beschwerliche Arbeit zu unternehmen. Es war an dem Beine kein Geschwür, aber ein beträchtlich schmerzhaftes Gefühl, welches durch Stehen oder Gehen immer noch vermehrt wurde. Bey der Untersuchung des Beins fanden sich die Venen alle ausgedehnt und varikös, und, was ungewöhnlich ist, es liefen zwey Venenstämme den Schenkel hinan; eines war die Vena saphena, das andere war ein Zweig von derselben Größe in einiger Entfernung von jener. Ich schlug vor, daß beide unterbunden werden sollten; aber da sie zu weit von einander ent-

entfernt waren, um in Eine Ligatur eingeschlossen werden zu können, und zu nahe, als daß beide hätten zu gleicher Zeit jede besonders unterbunden werden können, ohne daß die Entzündung sich über den dazwischen gelegenen Raum ausgebreitet hätte, so entschloß ich mich sie einzeln zu unterbinden, so daß ich die Entzündung von der ersten Operation erst verschwinden ließe, ehe die zweyte unternommen würde. Den 22. July wurde die Vena saphena unterbunden; den 26. wurde die Ligatur abgenommen, und die Wunde hatte ein gutes Ansehn. Am 29. wurde der Seitenast unterbunden, und am 2. August die Ligatur abgenommen; der Fuß war wenig geschwollen und ohne Schmerz, die Venen schienen sich bis zu ihrem natürlichen Umfang zusammengezogen zu haben, und den 5. ging er aufs Land, wobey die eine Wunde völlig und die andere beynahe geheilt war.

Dritter Fall.

John Malhews, 26 Jahr alt, ein Bedienter, kam am 19. April 1797 wegen eines varikösen Zustandes der Venen des rechten Beins ins St. Georgen-Spital. Vor ungefähr 10 Jahren hatte er bemerkt, daß die Venen dieses Beins größer wären als die des andern, und daß, wenn er lange in derselben Stellung stand oder saß, sie dann allemal anfingen zu schwellen und zu schmerzen. Vor drey Jahren bekam er einen Hieb über den Knöchel, wodurch ein Ast der Venae saphenae verletzt wurde; sie

sie blutete stark, und die Blutung kam mehrere Male wieder. Zwey Jahre nachher quetschte er dasselbe Bein an einem Wagenrade, und verletzte es so, das er 7 Wochen lang mit einem großen Geschwür an der innern Seite des Schenkels, etwas über dem Knöchel, das Bette hüten mußte. Das Geschwür heilte durch die Anwendung einer festen Binde, die um das ganze Bein von den Zehen bis zu dem Knie gewickelt war.

Der variköse Zustand der Venen war nun sein einziges Uebel, und so beschwerlich, daß es ihn bewog ins Spital in der ausdrücklichen Absicht zu kommen, sich den Stamm der Venae saphenae unterbinden zu lassen, um die auf dem Gliede gelegenen Zweige von dem Druck der Blutsäule zu befreyen, durch welche ihre Ausdehnung immer vermehrt und unterhalten wurde.

Bey der Untersuchung schien die Ausdehnung auf die Zweige eingeschränkt zu seyn, welche die Venam saphenam bilden; allein der Stamm der Vene war tiefer als gewöhnlich, nicht frey unter der Haut gelegen, sondern in Fett und Zellgewebe versenkt; dieß war so beträchtlich der Fall, daß man am Schenkel auf die Vene drücken mußte, um sie hervorragend zu machen. Nachdem die Haut zerschnitten war, fiel zwar die Vene nicht offenbar ins Auge, konnte aber doch deutlich gefühlt werden. Unter solchen Umständen setzte ich den Zeigefinger der linken Hand auf die Vene, um das Messer darauf zu führen, und machte das Fett und das Zellge-

gewebe an der einen Seite mit der Spitze des Messers frey, so daß hinlänglicher Raum da war, um eine stumpfe Nadel hinter der Vene durchzuführen; so wurde die Ligatur umgelegt, und auf dieselbe Art fest gebunden, als es in andern Fällen schon angegeben ist. Die Operation wurde den 22. April verrichtet; den 25. als am dritten Tage, zeigte sich bey Wegnahme des Verbandes und der Heftpflaster eine erysipelatöse Entzündung, die nach dem Lauf der Venen sich etwas aufwärts nach dem Schenkel, und herunter nach dem Fuß erstreckte; dieß bewog mich die Ligatur loszuschneiden, weil ich glaubte, daß durch sie die Entzündung erregt würde. Er fühlte sich augenblicklich erleichtert, am vierten Tage war die Entzündung beträchtlich vermindert, und am fünften war sie völlig verschwunden. Er bemerkte nun auch, daß der Schmerz, den er dem Lauf der Venen nach zu fühlen gewohnt war, auch vergangen sey. Am sechsten Tage war die Wunde in ein kleines oberflächliches Geschwür verwandelt, welches in wenig Tagen heilte.

Vierter Fall.

Dieß ist eine Krankengeschichte, wo die Venen des Testikels varikös waren, und wo durch die Unterbindung des Venenstammes, welcher von dem Testikel unmittelbar unter der Haut des Scrotums an der äußern Seite des Samenstrangs hinauf steiget, beträchtliche Erleichterung bewirkt wurde.

Ge-

George York, 28 Jahr alt, seiner Profession ein Schneider, bekam im Jahre 1788, während seines Aufenthaltes in Amerika, einen Wasserbruch, welcher vermittelst eines durch den Sack der Scheidenhaut gezogenen Haarseils geheilt wurde; es dauerte aber 3 Monate, bevor er sich von dieser Operation erholte. Als sein Wohlbefinden 3 Donate angehalten hatte, schien der Testikel anzuschwellen, und das Scrotum wurde beym Druck schmerzhaft. Im Jahre 1795 kam er nach England, und suchte bey mehrern Wundärzten Hülfe, indem das Scrotum so groß, und der Testikel so schmerzhaft war, daß er seine gewöhnlichen Geschäfte nicht mehr verrichten konnte. Es wurde ihm eine strenge Diät, und innerlich kühlende und abführende Mittel verordnet; ferner sollte er eine Salmiakauflösung auf die Theile legen, und einen Tragebeutel tragen. Einige Wochen lang befolgte er diese Vorschriften; weil er aber keine Besserung davon spürte, so unterließ er es wieder.

Da sein Uebel ihn verhinderte die einzige Lebensart zu ergreifen, wodurch er sich seinen Unterhalt erwerben konnte, nämlich als Schiffsschneider zur See zu gehen; so war er sehr emsig bemüht, daß doch etwas zu seiner Herstellung geschehen möchte. Er kam ins St. Georgen = Spital, und verlangte meinen Rath, in wie fern ihm etwa eine Operation Hülfe verschaffen könnte; indem er bereitwillig war, lieber einen Testikel zu verlieren, als in dem gegenwärtigen Zustande zu bleiben.

Bey der Untersuchung zeigte sich das Scrotum außerordentlich verdickt, und die Venen des linken Testikels so stark ausgedehnt, daß sein Umfang größer war als bey einem großen Wasserbruch. Die Venen waren alle in einander gewunden, bewegten sich ein an der andern, und schienen die einzige Ursache des vergrößerten Umfanges des Testikels zu seyn. Am Testikel der rechten Seite war ein anfangender Wasserbruch, der ungefähr zwey Unzen Wasser enthielt.

Bey einem solchen Zustande des linken Testikels konnte man wohl wenig von innern Arzneymitteln erwarten, und die Kastration war eine zu grausame Operation. Man konnte den Patienten nicht bewegen, sein Uebel länger in so einem Zustande zu behalten. Es war ihm vorher erzählt worden, daß das Uebel eine Ausdehnung der Venen sey, und er hatte zwey meiner Patienten im Spital gesehen, welche bey varikösen Venen beträchtlich dadurch erleichtert worden waren, daß die Vena saphena am Knie unterbunden worden war; und nun verlangte er zu wissen, ob an den Venen des Testikels nicht eine ähnliche Operation verrichtet werden könne? Die einzige Antwort, die ich ihm auf diese Frage geben konnte, war, daß ich ihm diese Operation, weil ihre Wirkungen mir unbekannt wären, nicht vorschlagen wollte; zugleich aber sagte ich ihm, daß ich sie so passend, und doch so gefahrlos fände, daß, wenn er die Operation an sich verrichtet haben wollte, ich gegen seinen Wunsch nichts

einzuwenden hätte, obgleich ich kein Recht zu haben glaubte, sie ganz für mich allein auf meine Gefahr zu unternehmen.

Ich bat ihn, daß er sich gleich augenblicklich zu nichts entschließen, sondern die Sache erst in Ueberlegung ziehen möchte.

Einige Tage nachher kam er wieder ins Spital, und sagte, er sey fest entschlossen, sich die Venen unterbinden zu lassen; es wurde daher den 15. März die Operation folgender Maßen verrichtet. Ich suchte den Samenstrang aufzufinden, und nachdem dieß geschehen, faßte ich ihn mit dem Zeigefinger und Daumen, und drängte die ihn umgebenden Venen hervor, so daß sie gegen die äußerliche Haut des Scrotums angedrückt wurden. Während ich dieß mit der linken Hand that, zerschnitt ich die Haut ohne die Venen zu verletzen. So wie der Schnitt geschehen war, drangen gleich mehrere Windungen von Gefäßen zwischen den Wundlefzen hervor, die mit einer häutigen Scheide bedeckt waren, wodurch sie in ihrer Lage erhalten wurden; so wie diese durchschnitten war, fielen die Gefäße durch die Oeffnung vor. Es war nothwendig diese Scheide etwas mehr aufzuschneiden, um leichter hinter die Venen zu kommen, welche vermöge ihrer Windungen ein dickes Gewebe bildeten. Ich führte darauf eine Nadel mit abgerundeter Spitze hinter die zusammen gewickelten Venen durch, und unterband sie.

In dem Augenblick, als die Schlinge um die Venen fest zugezogen wurde, fand sich kalter Schweiß ein, und der Mensch fiel in Ohnmacht; nach wenigen Minuten erholte er sich, und war völlig wohl. Die ersten 3 Tage fand sich nichts besonderes, und die Wunde hatte kein ungewöhnliches Ansehn; am vierten Tage wurde die Zunge weiß belegt und trocken, der Puls klein und schwach, so daß er nicht über 50 Schläge in der Minute hatte. Da sich diese Zufälle einfanden, ohne daß das örtliche Aussehn verändert wurde, so war zu vermuthen, daß sie nicht die Wirkung der Operation, sondern Zeichen eines ordentlichen Fiebers wären. Dieß wurde noch dadurch wahrscheinlicher, weil noch zwey oder drey Patienten im Spital, ohne daß bey ihnen ein örtliches Uebel Statt fand, auf ähnliche Art litten. Am fünften Tage waren die Theile sehr empfindlich und schmerzhaft, und bekamen ein brandicht faulichtes Ansehen, aber das Fieber hatte nachgelassen. Am achten Tage ging die Ligatur herunter, und er war nun in so weit fieberfrey, daß er China nehmen konnte. Der Nachlaß des Fiebers und der Reitzung, unmittelbar nachdem die Ligatur herunter gegangen, war ein hinlänglicher Beweis, daß sie durch das Daseyn der Ligatur verursacht und unterhalten wurde. Den zwölften Tag wurde die Wunde sehr kränklich reitzbar, und ertrug gar keinen Verband; die Theile wurden daher alle Stunden gebähet. So oft es nöthig befunden wurde, nahm er jedesmal 30 Tropfen Aether und Tinctura opii, um die heftigen Schmerzen zu heben.

Den

Den sechzehnten sonderte sich der Schorf völlig von der Wunde ab, und sie bekam ein gesundes Ansehn. Am vier und zwanzigsten Tage wurde es ein oberflächliches Geschwür, und am sechs und zwanzigsten war es völlig geheilt. Zu der Zeit, als die Wunde heilte, war der Testikel und seine Gefäße bis zur Hälfte ihres Umfanges, den sie vor der Operation gehabt hatten, verkleinert.

Er wurde noch im Spital behalten, und die Operation zur Radikalkur der Hydrocele tunicae vaginalis des andern Testikels an ihm verrichtet. Dieß geschah vermittelst einer Injektion von gleichen Theilen Wein und Wasser, und gelang vollkommen. Er verließ darauf das Spital, indem er noch einen Monat daselbst geblieben, nachdem er von der Operation der varikösen Venen geheilt war. Die Theile blieben in dem verkleinerten Zustande, indem sie auch nicht im mindesten durch die Operation des Wasserbruchs angegriffen waren, obgleich sie ihnen so sehr nahe verrichtet wurde.

Den 30. Nov. kam er wieder, in der Absicht, wie er sagte, durch die Unterbindung noch einer Vene den Testikel noch mehr verkleinert zu haben. Hiervon suchte ich ihn abzubringen, indem ich ihm die Heftigkeit der vorigen Zufälle bey der Operation zu bedenken gab; aber die Erleichterung, welche er durch die erste Operation erlangt, hatte ihn völlig mit dem Glauben erfüllt, eine zweyte Operation würde die Heilung vollenden, so daß alle Gründe, die ich vorbrachte, um ihn zu bewegen, er möge

doch mit seinem gegenwärtigen Zustand zufrieden seyn, völlig vergeblich waren. Da ich fand, daß er unglücklich seyn würde, wenn nicht noch etwas geschähe, und da keine in die Augen fallende Gefahr bey der Unterbindung einer großen Vene war, die so oberflächlich an dem vordern Theile des Samenstranges lag, so fand ich keinen Grund, warum ich seinen Wünschen nicht willfahren sollte; und ich nahm ihn daher zu dieser Absicht ins Spital auf.

Den 2. Dec. unterband ich diese Vene, wobey der Patient aufrecht stand, genau auf eben die Art, als ich es in den Fällen mit der Vena saphena beschrieben habe. Sobald die Ligatur hinter die Vene gezogen war, fiel der Mensch in Ohnmacht, erholte sich aber, als er in horizontale Lage gebracht wurde.

Da bey der ersten Operation die nachfolgenden Zufälle sehr heftig waren, so unterband ich, in der Absicht, sie dießmal gelinder zu machen, die Vene nicht gleich, sondern ließ sie bis zum nächsten Tage, so daß ich nur einen leichten Knoten darum gezogen hatte. Er bekam ein Opiat, hatte aber die Nacht keinen Schlaf. Den folgenden Tag wurde die Ligatur fester gezogen, so fest als es die Theile ertragen konnten. Dieß brachte keinen Schmerz oder sonst unangenehme Zufälle hervor. Den fünften Tag nach der Operation wurde die Ligatur weggenommen, indem ich den Knoten mit einer Schere zerschnitt, und die Wunde wurde als oberflächliches Geschwür behandelt. Der Umfang des Testikels

war

war viel geringer geworden, und die Theile waren gar nicht entzündet. Den dreyzehnten Tag wurde er wegen schlechter Aufführung auf Befehl der Inspektion aus dem Spital geschafft.

Ich habe nachher gehört, daß er sich unbesonnener Weise bey beträchtlicher Kälte um Weihnachten nicht gehörig in Acht nahm, und sich erkältete; dieß warf sich dann auf die Eingeweide und raffte ihn weg.

Diese vier Fälle sind nicht allein bestätigende Thatsachen in Rücksicht auf die Operation, sondern sie geben auch eine vergleichende Uebersicht der Folgen, die mit der Unterbindung von Venen in verschiedenen Theilen verbunden sind. Die Venen des Testikels sind in einem beträchtlichen Grade reitzbarer als die des Beins, sowohl in Rücksicht auf die unmittelbaren Folgen, als auch auf den sympathetisch leidenden Zustand des Körpers. Diese Zufälle sind bey mehrern Patienten nach dem jedesmaligen Zustand des Körpers auch immer verschieden; und sowohl bey den Venen des Testikels, als in denen des Beins, verschlimmert die Gegenwart der Ligatur die Zufälle beträchtlich, indem die Theile sehr erleichtert werden, wenn man sie weggenommen hat.

Anhang.

Die folgenden Beobachtungen über das Eiter machten einen Theil einer Preisschrift aus, und wurden auf Verlangen des medicinischen Lycäums in London im Jahre 1788 zum Druck befördert. Sie stehen mit unserm Gegenstande in so genauer Verbindung, daß ich sie diesem Buche angehängt habe, indem sie einige Sätze enthalten, aus denen viele Bemerkungen in dem Werke selbst hergeleitet sind.

Die Eigenschaften des Eiters; vorzüglich diejenigen, wodurch es sich von andern Substanzen unterscheidet; die Fälle, in welchen es gebildet wird; die zu seiner Erzeugung nöthige Zeit, und die Wirkung, die es auf den Körper äußert.

Bey der Untersuchung über das Eiter, dessen Eigenschaften und Wirkungen, wie es im Inhalte angegeben ist, würde es von geringem Nutzen seyn, wenn ich alle Meinungen alter und neuer Schriftsteller über diesen Gegenstand anführen, oder die Gründe, worauf sich diese Meinungen stützten, untersuchen wollte; denn dieß würde mich etwas von meinem vorhabenden Zwecke abführen, und diese Abhandlung zu weit über ihre Gränzen ausdehnen, ohne jedoch unsre Kenntniß des Gegenstandes im mindesten zu erweitern. Ich werde daher streitige Meinungen zu vermeiden suchen, und mich bemühen, Untersuchungen über die verschiedenen Theile unseres Gegenstandes anzustellen.

Doch wird es nicht zweckwidrig seyn, zu bemerken, daß man fast allgemein über die Natur des

Eiters die Meinung hegte: es bestehe sowohl aus festen als aus flüssigen Theilen. Man unterschied es durch den Ausdruck: „Wahres oder gutes Eiter;" und glaubte, es unterscheide sich wesentlich von einer ähnlichen Ausleerung, die man Schleim nennt. Allein man hat den Unterschied zwischen Eiter und Schleim nicht genau festgesetzt: man glaubte in ihrem äußern Ansehn einen Unterschied durchs Auge entdeckt zu haben; doch nahm man das vornehmste Unterscheidungs-Kennzeichen immer von der Trennung der Oberfläche her, von der man glaubte, daß sie zur Entstehung des Eiters, nicht aber des Schleimes nothwendig erforderlich sey; die Ausleerung also, wo keine Trennung der festen Theile dabey zugegen war, hieß Schleim.

Dieser Begriff vom Eiter muß aus der Vorstellung, als würden die festen Theile des Gliedes in Eiter zerlegt, entstanden seyn. Doch kann man von den Physiologen, die diese Theorie entwarfen, eben nicht behaupten, daß sie ihre Unterscheidungen mit großer Genauigkeit angegeben hätten, indem die nach Auflegung eines Blasenpflasters auf die Oberfläche des Körpers erfolgte Ausleerung ja auch Eiter genannt wurde, da doch in dergleichen Fällen kein Verlust der Substanz Statt findet, und also die Ausleerung Schleim hätte genannt werden müssen.

Die Bestimmung des wahren Unterschiedes zwischen Eiter und Schleim wurde daher für einen Gegenstand gehalten, der die Aufmerksamkeit einiger un-

unserer berühmtesten Wundärzte verdiente, wenn sie gleich noch nicht so glücklich gewesen sind, ihn zu finden. Dieß muß seinen Grund in der Anhänglichkeit an die angeführte Hypothese haben; und weil diese sich nicht auf die Grundursache der thierischen Oekonomie stützet, so wird sie nie irgend eine Verrichtung im lebenden Körper hinlänglich erklären.

Das Aussehen einer nach einer gewöhnlichen Entzündung auf der absondernden Fläche eines innern Kanals oder Ausführungsganges erfolgten Ausleerung ist völlig der ähnlich, welche die Folge einer Entzündung in irgend einem andern Theile des Körpers ist. Nur in der einzigen Rücksicht sind sie von einander unterschieden, daß in dem einen Falle keine Trennung der Oberfläche Statt findet, die in andern gewöhnlich vorhanden zu seyn scheint. Die erste ist bloß Eiterung, die andere Eiterung mit einem Geschwür verbunden.

Bey gegenwärtiger Untersuchung werde ich mich nur allein darauf einschränken, solche das Eiter betreffende Eigenschaften und Umstände zu sammeln, die ich für ganz ausgemacht halte; und mich bemühen, durch Berichtigung anderer, von denen man keine so richtige Vorstellung hat, die Geschichte desselben vollständiger zu machen.

In dieser ganzen Untersuchung werde ich das Eiter für eine Flüssigkeit halten, deren Erzeugung auf einer Verrichtung in der thierischen Oekonomie beruhet, die mit der Absonderung in Drüßen einige Aehnlichkeit hat.

Es

Es ist schwer von einer Sache eine Definition zu geben, deren Eigenschaften noch nicht recht bestimmt sind; weil es aber doch nöthig ist, die Substanz, die ich unter dem Namen Eiter untersuchen will, genau zu bezeichnen, so will ich sie als eine weißliche Flüssigkeit beschreiben, die aus Kügelchen und einer durchsichtigen Feuchtigkeit besteht. Ihre Entstehung hängt von der Entzündung ab, die vorher in einem Theile des Körpers zugegen gewesen, es sey nun auf dem gemeinschaftlichen Zellgewebe auf der innern Fläche eingeschlossener Hölen, oder auf den Flächen der innern Kanäle, die ich Ausführungsgänge nennen will.

Entzündung wird zur Entstehung des Eiters nothwendig erfordert; und obgleich auch ohne vorher gegangene Entzündung eine ähnliche Flüssigkeit entsteht, so kann diese doch leicht von jener unterschieden werden, weil sie nicht alle Eigenschaften des wahren Eiters hat.

Das Eiter mag nun im Zellgewebe, auf einer als Decke gewisser Theile dienenden Haut, oder auf der innern Fläche eines Ausführungsganges gebildet werden, es hat immer einerley Gestalt und allgemeine Eigenschaften. Ich werde daher keinen Unterschied darinnen suchen, ob Eiter unter diesen oder jenen besondern Umständen entstanden ist; denn ich glaube, daß, wenn in einem gesunden Körper einerley Grad von Entzündung vorhergeht, und keine fremdartige Substanzen vorhanden sind, die Flüssigkeit immer eine und dieselbe sey: weil aber doch nach

nach Verschiedenheit der Ursachen ein Unterschied beym Eiter entstehen kann; so will ich mich bemühen, erst solche Eigenschaften anzugeben, die demselben im gesunden Zustande des Körpers wirklich zukommen, und hernach die Abänderungen anzeigen, denen es unterworfen seyn kann.

Eiter aus einem gesunden Eitergeschwür, nahe bey der Quelle des Kreislaufs, z. E. am Arm oder an der Brust, trennt sich leicht von der Oberfläche des Geschwürs, (worin zugleich die darunter liegenden Granulationen klein, hellroth und spitzig sind,) und seine Eigenschaften sind folgende: Es hat beynahe die Konsistenz des Rahms, eine weißliche Farbe, ekelhaften Geschmack, und kalt hat es gar keinen, warm hingegen einen eignen besondern Geruch. Untersucht man es durch das Mikroskop, so findet man, daß es aus zweyen Theilen besteht, aus Kügelchen und einer durchsichtigen ungefärbten Flüssigkeit; die Kügelchen sind wahrscheinlich weiß, wenigstens scheinen sie etwas undurchsichtig zu seyn; seine spezifische Schwere ist größer, als die des Wassers; es geht nicht leicht in Fäulniß über.

In der Hitze verdunstet es zur Trockne; doch gerinnt es nicht; mit Wasser verbindet es sich mit der gewöhnlichen Temperatur der Atmosphäre nicht, sondern fällt zu Boden; wird es aber in einem beträchtlichen Wärmegrade erhalten, so steigt es in die Höhe, vertheilt sich im Wasser, und bleibt alsdann, selbst wenn es wieder kalt wird, damit gemischt; die Kügelchen werden alsdann zerlegt.

Eiter

Eiter verändert sein Aussehn nach den verschiedenen Umständen, die auf das Geschwür, worin es gebildet wird, wirken; je nachdem der Grad der Entzündung heftig und seine Natur gesundheitsgemäß ist oder nicht; und jener Grad hängt von dem Zustande der Gesundheit und der Stärke der Theile ab, die das Eiter geben. Diese Veränderungen entspringen mehr aus Unempfindlichkeit und Reitzbarkeit, als aus einer eigentlichen Krankheit: manche spezifische Krankheiten, wenn sie einen übrigens gesunden Körper befallen, bringen keine Veränderung in dem Ansehn der Materie nach ihrer eigenthümlichen Beschaffenheit hervor, sondern bloß dadurch, daß sie die Wunde entweder unempfindlich oder reitzbar machen.

So hat die Trippermaterie, die Blattermaterie, von Windpocken, und die aus einem gesunden Geschwüre, einerley Ansehen, und scheint aus ganz gleichen Bestandtheilen zu bestehen, denn sie hat Kügelchen, die in einer durchsichtigen Flüssigkeit, wie beym gemeinen Eiter, schwimmen; hier sind also bloß die spezifischen Eigenschaften jedes dieser Gifte mit denen des Eiters verbunden. Die Krebsmaterie könnte als eine Ausnahme angesehen werden; aber ein Krebsgeschwür findet auch nie im gesunden Zustande Statt.

Bey kränklich unempfindlichen Geschwüren, wo die Unempfindlichkeit ihren Grund entweder in der Natur des Körpers, in Schwäche der Theile, oder in der Beschaffenheit der Entzündung hat, be-

besteht das Eiter aus Kügelchen, die in einer durchsichtigen Flüssigkeit schwimmen; und diese Kügelchen und Flocken sind nach dem Grade der Unempfindlichkeit in verschiedenen Verhältnissen zugegen: dieß kann man besonders in scrophulösen Abscessen, denen ein nur schwacher Grad der Entzündung vorangeht, wahrnehmen. Daß dieses flockige Aussehn keinem wahren Eiter eigen sey, wird durch die Beobachtung, daß das Verhältniß derselben da am größten ist, wo die Entzündung am schwächsten war, bestätigt; und bey Abscessen, die zuweilen ohne die mindeste vorhergegangene Entzündung vorkommen, besteht die in ihnen enthaltene Materie aus einer geronnenen oder flockigen Substanz, deren Konsistenz verschiedene Grade hat: diese halte ich für kein Eiter, weil sie die in der Definition bestimmten Eigenschaften dieser Flüssigkeit nicht haben.

Wenn gutes Eiter entstehen soll, so muß der ganze Körper und der Theil, von dem das Eiter kommt, gesund seyn; denn sehr unbedeutende Abweichungen von der Gesundheit überhaupt können eine sehr veränderte Erzeugung desselben hervorbringen, ja sogar seine Erzeugung gänzlich verhindern, und statt dessen gerinnbare Lymphe hervorbringen. Dieß erfolgt sehr leicht bey Geschwüren an den untern Extremitäten, und rührt von der Entfernung der Theile von der Quelle des Kreislaufs her, wodurch sie geschwächt werden. Dieser Einfluß, den die bloße Entfernung vom Her-

Herzen auf das Ansehn des Eiters hat, ist sehr merkwürdig.

Ein Mensch hatte am rechten Beine einen komplizirten Bruch, und am Knöchel des linken ein Geschwür; seine Gesundheit war erträglich, und an beiden Beinen sahen die Verletzungen gut aus. Kurz darauf stellte sich ein Anfall von einem Fieber ein, das Geschwür am Knöchel gab kein gutes Eiter mehr, die Materie trennte sich nicht leicht von der Oberfläche des Geschwürs, während daß der Beinbruch nichts kränkliches zeigte; aber nach 12 Stunden war dieselbe Veränderung auch bey der Wunde des komplizirten Beinbruchs vorgegangen, die beynahe 6 Zoll höher am Beine saß, als das Geschwür.

Bey reizbaren Geschwüren ist die abgesonderte Materie oft dünner, und besteht vorzüglich aus einer wäßrichten Flüssigkeit, die eine reizende Beschaffenheit hat, und nur wenig Kügelchen enthält. Dergleichen Geschwüre sind gewöhnlich von einem Blutflusse aus den kleinern Gefäßen begleitet, wodurch denn die ausgeschiedene Materie eine wesentliche Veränderung in ihren Eigenschaften erleidet; sie wird scharf und mehr zur Fäulniß geneigt als wahres Eiter. Doch treffen wir auch bey kränklich reizbaren Körpern die nämlichen Erscheinungen an, die, wie bereits erwähnt ist, bey unempfindlichen Statt finden. Es wird gerinnbare Lymphe ausgeschieden, die fest an der Oberfläche des Geschwürs hängt; das bloße äußerliche Aussehen eines Geschwürs führt uns also zu keinem richtigen Urtheil

über

über die Natur desselben, sondern unterrichtet uns nur, ob seine Beschaffenheit kränklich sey oder nicht.

Ungeachtet ich nun auf diese verschiedenen äußerlichen Eigenschaften des Eiters Rücksicht genommen habe, weil sie mit der Geschichte desselben so genau verbunden sind, um Aufmerksamkeit zu verdienen; so halte ich sie doch nicht für etwas dem Eiter wesentliches, sondern glaube, daß sie von irgend einem Fehler während der Verrichtung, wodurch Eiter erzeugt wird, herrühren.

Weil man immer vom Eiter vermuthete, daß es eine fressende Eigenschaft hätte, so machte ich folgende Versuche um das Wahre und Falsche dieser Behauptung heraus zu bringen, und fand, daß sie ungegründet, und von einem Mangel an Genauigkeit bey den Beobachtern entstanden sey, der sie den Unterschied des Eiters im gesunden Zustande, und in dem Zustande, wo es mit andern Substanzen gemischt war, übersehen ließ.

Erster Versuch.

Ich stellte einen vergleichenden Versuch mit dem in einem Absceß enthaltenen Eiter, und mit Materie und thierischer Gallerte, die schon außerhalb des Körpers waren, an. Die Materie und Gallerte, beide in gleicher Menge, waren in gläsernen Gefäßen aufbewahrt, die beynahe die Temperatur des menschlichen Körpers hatten. Um diese vergleichenden Versuche so genau als möglich anzustellen,

steckte ich am Arm eines lebenden Menschen in das Eiter, das von dem in einem komplizirten Beinbruch entstandenen Geschwür gebildet wurde, ein Stück Muskel, das genau eine Drachme wog; ein zweytes Stück legte ich in etwas von dem nämlichen Eiter, das sich außerhalb des Körpers befand; auch legte ich ein drittes Stück in flüssige Gallerte von Kalbsfüßen, die aus bloßer thierischer Substanz bestand, und weder mit Wein noch auch mit Vegetabilien gemischt war. Diese 3 Stücke Muskeln wurden alle 24 Stunden herausgenommen, in Wasser abgewaschen, gewogen und wieder hinein gelegt. Die Resultate davon waren folgende:

Nach 24 Stunden wog das im Absceß befindliche Stück Muskel 60 Gran, war locker und weich, doch gänzlich ohne Fäulniß. Das ins bloße Eiter gelegte Stück wog 46 Gran, war locker, weich, und hatte einen etwas faulichten Geruch. Das Stück in der Gallerte wog 38 Gran, war kleiner, und sein Gewebe dichter.

- 48 Stunden wog das Stück Muskel im Geschwüre 38 Gran, war sonst nicht verändert; das im Eiter wog 36 Gran, war weicher und mehr faulicht; das in der Gallerte 36 Gran und kleiner.

- 72 Stunden wog das Stück im Absceß 27 Gran, war trockner und dichter; das im Eiter 18 Gran war fibrös und fadenartig geworden; das in der Gallerte unverändert.

Nach

Nach 96 Stunden wog das Stück im Absceß 25 Gran; das in der Materie war aufgelöset; das in der Gallerte wog 36 Gran.

- 120 Stunden wog das Stück Muskel im Absceß 22 Gran, und war im mindesten nicht faul; das in der Gallerte 34 Gran, nicht im geringsten faulicht.

- 144 Stunden wog das Stück Muskel im Absceß 22 Gran und war nicht faul; das in der Gallerte 34 Gran.

Den folgenden Tag war die Gallerte bis zur Trockne verdunstet; das machte dem vergleichenden Versuch ein Ende. Das Stück Muskel im Absceß blieb noch einige Tage länger darin, ohne eine Veränderung oder Abnahme des Gewichts zu leiden; weil aber der Arm gebähet werden mußte, so nahm ich es heraus, indem dann der Versuch nicht ordentlich angestellt werden konnte.

Zweyter Versuch.

Einen ähnlichen Versuch machte ich mit der in einem frisch geöffneten Absceß enthaltenen Materie, wo das Eiter nicht rein, sondern mit dem Blute der Ränder der äußern Oeffnung, die nicht zur Eiterung kamen, vermischt war.

Ein frisches Stück Muskel, das eine Drachme wog, legte ich in den Absceß, und ein ähnliches Stück in ein Gefäß mit Wasser, das beynahe mit dem menschlichen Körper gleiche Temperatur hatte.

Nach 24 Stunden wog das Stück Muskel im Absceß 24 Gran, und war sehr faul; das Stück im Wasser 40 Gran, war kleiner aber nicht faul.

- 48 Stunden war das Stück Muskel im Absceß völlig aufgelöset; das im Wasser wog 38 Gran.

Der einzige Umstand, daß Eiter im reinen Zustande nicht leicht in faule Gährung übergeht, unterscheidet es von solchen Flüssigkeiten, die keine völlig zubereiteten Substanzen, sondern Mischungen sind, wozu auch das Eiter in den Fällen muß gerechnet werden, wenn es fremdartige Theile bey sich hat. Auch unterscheidet es sich dadurch von den Produkten thierischer oder vegetabilischer Substanzen, weil diese sehr leicht alle verschiedene Stufen der Gährung durchlaufen, wenn diese Verrichtung einmal ihren Anfang genommen hat.

Die Eigenschaft, die das Eiter bezeichnet, und es von den meisten übrigen Substanzen unterscheidet, ist, daß es aus Kügelchen besteht. Hierdurch wird meiner Meinung nach über diesen Gegenstand ein beträchtliches Licht verbreitet, denn die Gegenwart der Kügelchen scheint von dem vollkommenen Zustande des Eiters abzuhängen; hieraus lernen wir die zur Erzeugung des gutartigen Eiters nöthigen Umstände kennen. Herr Hunter war, wie ich glaube, der erste, der auf diese Eigenschaft Rücksicht genommen, und uns dadurch einen sehr genauen Unterschied zwischen Eiter und thierischem

Schleim

Schleim angegeben hat. Denn das Aussehn des mit Recht so genannten Schleims, das heißt: thierische durch Fäulniß aufgelöste Substanz, ist flockig, und in seinem Ansehn vom Eiter sehr verschieden. Auch unterscheidet es sich durch diese Eigenschaft von allen mir bekannten Verbindungen der thierischen Substanzen; jede von diesen erscheint unter dem Mikroskop aus Flocken zusammen gesetzt.

Dieses äußerliche Ansehn unter dem Mikroskop, welches das Eiter von andern Substanzen unterscheidet, zeigt auch zugleich seine große Verwandtschaft mit andern thierischen Absonderungen, ob es gleich in manchen Umständen davon unterschieden ist.

Vom Blute unterscheidet es sich durch die Farbe der Kügelchen; durch ihre Unauflöslichkeit im Wasser, da hingegen die Blutkügelchen sich auflösen; und dadurch, daß die Flüssigkeit, worin sie schwimmen, mit einer Salmiakauflösung gerinnt, welches das Blutwasser nicht thut.

Dritter Versuch.

Es wurde auf ein Stück Glas ein Tropfen Eiter und ein Tropfen Blut in einer kleinen Entfernung von einander getröpfelt, und dieß unter ein Mikroskop gebracht; in dieser Lage wurde die Spitze eines Zahnstochers in eine gesättigte Salmiakauflösung getaucht, und jeder Tropfen damit berührt; dieß wurde zwey- oder dreymal wiederholt. Der Eitertropfen wurde statt verdünnter zu er-

erscheinen, zähe und dicke, und bey der Untersuchung mit dem Vergrößerungsglase konnte man die Kügelchen in der Gerinnung ganz deutlich unterscheiden.

Der Blutstropfen schien nicht geronnen zu seyn, er war vielmehr noch dünner.

Der Versuch wurde einigemal wiederholt, und die Resultate waren immer dieselben.

Vom Milchsafte unterscheidet sich das Eiter durch seine größern Kügelchen, die weder in der Luft, noch in der Wärme gerinnen, welches hingegen die des Milchsaftes thun.

Der Gekrösdrüsensaft enthält zwar auch Kügelchen, sie sind aber kleiner wie die im Eiter.

Milch besteht aus Kügelchen, die beynahe eben so groß als die im Eiter, aber weit zahlreicher sind; Milch gerinnt mit Kalbsmagen; das thut Eiter nicht; sie enthält Oel und Zucker, die man im Eiter nicht antrifft.

Die Fälle, worin Eiter entsteht, lassen sich, eigentlich zu reden, alle auf einen einzigen zurückbringen; und dieß ist der Zustand der Theile nach einer Entzündung. Denn, so viel ich jetzt weiß, hat man die gegenwärtig als Eiter von mir betrachtete Flüssigkeit noch nie anders als nach vorher gegangener Entzündung angetroffen; und wenn auch in einigen Fällen, unabhängig von vorher gegangener Entzündung, eine Flüssigkeit entsteht,

steht, so ist doch diese in vielen Eigenschaften vom Eiter verschieden.

Bey einer Entzündung werden die kleinen Arterien ansehnlich erweitert und ausgedehnt; und, was merkwürdig ist, dieß geschieht im höchsten Grade auch bey den Venen; die kleinern Gefäße werden nicht bloß erweitert, sondern auch vermehrt; und dieß rührt nicht bloß daher, weil das Blut weiter als gewöhnlich in die schon vorhandenen Gefäße getrieben wird, sondern weil neue entstehen. Und dieß geschieht in weit kürzerer Zeit als man sich gewöhnlich einbildete. Wahrscheinlich sind die neuen Gefäße so eingerichtet, daß das Blut gewisse Veränderungen in ihnen erleidet, wodurch denn die Flüssigkeit entstehet, die nachher das Eiter ausmacht.

Man hat schon lange bemerkt, daß im ausgetretenen, geronnenen Blute und ausgeschwitzter gerinnbarer Lymphe neue Gefäße gebildet werden. Folgender Fall setzt den Zeitpunkt, worin diese Wirkung geschehen kann, auf 24 Stunden. Und wir wissen, daß das Eiter unter einerley Umständen und an ähnlichen Theilen, gewöhnlich eine weit längere Zeit zu seiner Entstehung erfordere.

Ich operirte einem Menschen, der übrigens gesund war, einen eingeklemmten Bruch; das geschah des Morgens um sieben Uhr. Der Bruchsack wurde geöffnet, und der Darm, der ein Stück vom gewundenen (Ilium) zu seyn schien, ungefähr 6 Zoll lang

 vor-

vorher genau untersucht, ehe er in die Höhle des Unterleibes zurück gebracht wurde; er hatte die den Eingeweiden natürliche glatte Oberfläche; und ungeachtet seine Gefäße vom Blut aufgetrieben waren, so schienen sie nicht ungewöhnlich zahlreich zu seyn. Die Zufälle ließen nach der Operation nicht so nach, als man wohl hätte erwarten können; und des Nachmittags klagte er über Schmerz im untern Theile des Leibes, er hatte keinen Stuhlgang, sein Puls war kaum fühlbar, seine Haut kalt und klebricht; und um 12 Uhr Mittags starb er, nachdem er 29 Stunden nach der Operation gelebt hatte.

Der Leib wurde geöffnet, und ich fand das Stück vom Darm, das eingeklemmt gewesen war, beträchtlich entzündet; die äußere Fläche hatte ihre natürliche Glätte verloren, und einige Stückchen ausgeschwitzter gerinnbarer Lymphe hingen dran fest. Ich spritzte die Gefäße des Darms sehr sauber aus, die Arterien mit rother, die Venen mit gelber Masse. Bey der Untersuchung fand ich nachher, daß alle diese anhängenden Stücke gerinnbarer Lymphe eingespritzt waren, daß in jedes eine ansehnliche Arterie und eine noch etwas größere Vene hineinging. Es ist also offenbar, daß die gerinnbare Lymphe sich erst nach der Operation auf der äußern Fläche des Darms angelegt hatte, und man kann nicht annehmen, daß ein solcher Prozeß, wie die Erzeugung neuer Gefäße ist, während der letzten 5 Stunden seines Lebens konnte vor sich gegangen seyn, wo der Puls am Handgelenk kaum gefühlt werden konnte,

und

und die Lebenskräfte in jedem Betracht so geschwächt waren. Wir müssen daher annehmen, daß der ganze Prozeß, wodurch nämlich die gerinnbare Lymphe ausschwitzte, und nachdem sie fest geworden und mit Blutgefäßen versehen wurde, in weniger als 24 Stunden bewirkt worden sey.

Dieß beweiset, daß durch die Entzündung, ehe noch das Eiter sich erzeugt, eine Fläche voller Gefäße gebildet wird. Da ich von der Zeit rede, die zur Erzeugung des Eiters erfordert wird, so will ich zuerst die Zeiträume angeben, welche unter verschiedenen Umständen verstreichen, ehe bey einem gesunden und natürlichen Zustande der Theile diese Flüssigkeit zum Vorschein kommt, nachdem eine reitzende Substanz auf die Haut gebracht worden ist.

In Fällen, wo muskulöse Theile verwundet und Blutgefäße getrennt sind, ist die erste Verrichtung, die vor sich geht, das Austreten des rothen Blutes; die zweyte, das Ausschwitzen gerinnbarer Lymphe, die nachher mit Gefäßen angefüllt wird; und die dritte die Bildung des Eiters. Letztere findet gewöhnlich nicht eher, als näch 2 Tagen Statt: diese bestimmte Zeit ist jedoch nach der Konstitution des Körpers und nach dem dermaligen Zustande der Theile sehr verschieden.

Wenn man auf die Oberfläche der Haut eine reitzende Substanz legt, die daselbst eine Blase zieht, so wird ungefähr in 20 Stunden Eiter entstehen, wie man aus folgendem Versuche sieht.

Vierter Versuch.

Ich legte einem jungen gesunden Menschen auf die Herzgrube ein Blasenpflaster von der Größe eines halben Laubthalers. Nach 8 Stunden erhob sich eine Blase, welche ich öffnete, und aus der ich das darin enthaltene heraus drückte; es war flüssig, durchsichtig, und gerann in der Wärme; bey der Betrachtung durch das Mikroskop konnte ich keine Kügelchen wahrnehmen, und es glich in jedem Betracht dem Blutwasser. Ich nahm das Oberhäutchen nicht herunter, sondern ließ es wieder zusammen fallen, und die auf der Oberfläche der Haut untersuchte ich von Zeit zu Zeit mit dem Mikroskop, um so genau als möglich die dabey vorgehenden Veränderungen wahrzunehmen. Um dieß noch besser zu können, und weil die Quantität in den unten befindlichen Zwischenräumen nur sehr klein ist, legte ich auf die ganze Fläche ein Stück sehr dünnes durchscheinendes Talg, und bedeckte es mit Heftpflastern; die auf die Haut gelegte Talgplatte wurde abgenommen, mit dem Mikroskop untersucht, und nach jedesmaliger Untersuchung ein frisch Stückchen Talg aufgelegt, um dadurch jedem Irrthum vorzubeugen, der vielleicht hätte entstehen können, wenn die Oberfläche nicht ganz rein gewesen wäre.

Ich untersuchte die Flüssigkeit durch das Mikroskop, um ihr Aussehen genau zu bestimmen, weil aber, wie man durch Versuche gefunden hat, der wäßrige Theil, in welchem die Kügelchen schwimmen, durch den Zusatz einer wäßrigen Salmiak-

auflösung gerinnt, welches beym Blutwasser oder dem durchsichtigen Theil der Milch nicht geschieht, so hielt ich dieß für eine dem Eiter allein zukommende Eigenschaft, und glaubte, daß es ein gutes Merkmahl abgeben könne, wodurch sich die Gegenwart des wahren Eiters bestimmen ließe.

8 Stunden nach der Zeit, wo das Blasenpflaster war aufgelegt worden, war die ausgesonderte Flüssigkeit völlig durchsichtig, und gerann mit der Salmiakauflösung nicht.

9 Stunden — Die ausgeleerte Materie war weniger durchsichtig; doch konnte man keine Kügelchen wahrnehmen.

10 Stunden — Die ausgeleerte Materie enthielt Kügelchen, die sehr klein und in sehr geringer Anzahl vorhanden waren.

11 Stunden — Die Kügelchen waren häufig, doch gerann die Flüssigkeit mit der Salmiakauflösung nicht.

12 Stunden — Die Erscheinungen waren beynahe die nämlichen wie vorher.

14 Stunden — Die Kügelchen waren etwas größer, und die Flüssigkeit schien durch Salmiakauflösung verdickt zu werden.

16 Stunden — Die Kügelchen schienen sich in Massen zu bilden, waren aber durchsichtig.

20 Stunden — Die Kügelchen waren doppelt so groß, wie die vorhin nach 10 Stunden be-

betrachteten, und hatten das Ansehn eines wahren Eiters im verdünnten Zustande; die Flüssigkeit wurde durch Salmiakauflösung verdickt; die Kügelchen konnten indessen völlig deutlich unterschieden werden, so daß ich das für wahres Eiter halten würde.

30 Stunden — Es schien keine Veränderung vorgegangen zu seyn.

32 Stunden — Die Flüssigkeit hatte an Konsistenz beträchtlich zugenommen, und die Zahl der Kügelchen sich sehr vermehrt; doch war sie im übrigen, so viel ich bemerken konnte, von der 20 Stunden nach Auflegung des Blasenpflasters entstandenen, nicht verschieden.

Weil man gefunden hat, daß die Resultate mikroskopischer Versuche sehr trüglich sind, so ist man natürlicher Weise deßwegen gegen alle Versuche dieser Art bey Absonderungen des menschlichen Körpers mißtrauisch geworden, indem man behauptet, man könne sich keineswegs darauf verlassen. Man muß aber einen Unterschied machen, und den Gebrauch des Mikroskops nicht ganz verwerfen, weil es aus Unkunde der Grundsätze, worauf sein Gebrauch beruhet, übel angewendet ist; da doch bloß diese Täuschungen die Veranlassung geworden sind, wodurch wir eine genauere Kenntniß von der Anwendung und dem Gebrauch dieses Instruments erhalten haben.

Die Irrthümer bey dem Gebrauch des Mikroskops sind daher entstanden, daß man die Vergrößerungs-

rungskraft der Gläser zu sehr vermehrt, nicht alle zur Brechung der Lichtstrahlen nöthige Umstände erwogen, und dabey gar nichts auf Irrthum gerechnet hat. Eine Aufmerksamkeit auf diese Irrthümer wird die verschiedenen Gestalten, unter denen sich die Blutkügelchen dargestellt haben, erklären. Einige sahen sie völlig rund; und das ist immer der Fall, wenn die Gläser genau verfertigt, und der Gegenstand in die gehörige Entfernung gebracht wird.

Andere sahen sie als Ringe, indem das Objekt sich in der Brennweite der am Rande des Glases durchgefallenen Strahlen befand, welche stärker gebrochen, und folglich kürzer werden als die Strahlen im Mittelpunkt. Andere sahen sie wieder als flache kreisförmige Körper, die im Mittelpunkte heller waren, am Rande aber dunkler wurden.

Diese Erscheinung kommt daher, wenn das Objekt sich in der Brennweite der durch den Mittelpunkt fallenden Strahlen befindet, die weniger gebrochen werden als die am Rande. Obgleich nun solche Irrthümer entstehen können, wenn die mikroskopischen Untersuchungen gewisse Gränzen übersteigen; so bleibt demungeachtet die Entdeckung, daß der rothe Theil des Blutes aus Kügelchen besteht, eine Sache, die wir einzig und allein dem Mikroskop zu verdanken haben, und die wohl eben so gewiß seyn mag, als irgend eine Entdeckung in der Anatomie oder Physiologie. Das in dieser Abhandlung angeführte äußerliche Ansehn ist, wenn man

mit

mit einem Mikroskope die Untersuchung anstellt, eben so deutlich, als die Blutkügelchen; sie sind bey geringer Vergrößerung sichtbar, und zeigen sich den Augen verschiedener Personen nur auf die nämliche Art.

Die zur Erzeugung des Eiters, auf einer absondernden Fläche erforderliche Zeit, scheint nach folgendem Versuche 5 Stunden zu betragen.

Fünfter Versuch.

Ich brachte in die Harnröhre eines gesunden Menschen eine gewöhnliche 4 Zoll lange Kerze. Die Oberfläche der Kerze war nicht mit Oel beschmiert, hierdurch wurde der Reitz heftiger und alle Zweydeutigkeit bey den Erscheinungen der daran gesammelten Feuchtigkeit verhütet.

Nach $\frac{1}{2}$ Stunde zog ich die Kerze heraus, und untersuchte die auf ihrer Oberfläche befindliche Flüssigkeit mit dem Mikroskop; sie enthielt sehr kleine, wenige Kügelchen, die den nach 10 Stunden unter dem Oberhäutchen der Blase entdeckten ähnlich waren. Die Kerze wurde wieder hineingebracht.

- 1 Stunde hatte die Flüssigkeit das nämliche Ansehn.

- $1\frac{1}{2}$ Stunde — Die Kügelchen sind häufiger und größer.

- 3 Stunden — Die Kügelchen noch häufiger.

Nach

Nach 4 Stunden — Die Kügelchen größer, aber die Feuchtigkeit gerann mit Salmiakauflösung nicht.

- 5 Stunden — Die Kügelchen groß und häufig, die Flüssigkeit gerann mit der Salmiakauflösung; ich hielt sie daher für wahres Eiter.

Um diese Untersuchung weiter fortzusetzen, versuchte ich die Veränderungen zu bestimmen, die diese Flüssigkeit von der Zeit an, wo sie die äußersten Enden der sie erzeugenden Gefäße verläßt, bis dahin, wo sie die dicke auf eiternden Flächen sichtbare, und Eiter benahmte Flüssigkeit wird, erleidet.

Bey dieser folgenden Untersuchung muß man nothwendig auf folgende Umstände Acht geben. 1. Daß eine eiternde Fläche, wenn sie der Luft ausgesetzt wird, kein Eiter, sondern eine wäßrige Flüssigkeit bildet, die der ähnlich ist, welche nach dem Reitze der Spanischen Fliegen ausgesondert wird, und die, weil sie in der Wärme gerinnt, wahrscheinlich Blutwasser ist. 2. Daß der Druck einer harten Substanz als ein Reitzmittel wirke, und ähnliche Wirkung wie die Entblößung der eiternden Fläche an der Luft hervorbringe. Diese Umstände bewirkten, daß einige Versuche ganz fruchtlos abliefen, die ich gemacht hatte, um das Eiter eines gesunden Geschwürs auf Glasplatten zu sammeln.

Nach mehrern, auf verschiedene Art angestellten, mißlungenen Versuchen, die Flüssigkeit in ihren ver-

verschiedenen Zuständen nach der Entstehung zu sammeln, bediente ich mich endlich kleiner, sehr feiner Blättchen Talg, die, ob sie gleich harte Substanzen sind, doch wegen ihrer äußersten Feinheit sehr leicht waren, und weil sie eine ebene glatte Fläche hatten, weniger reitzten, als irgend eine andere Substanz, die ich hätte wählen können. Ein Umstand, der sie zu diesen Versuchen besonders geschickt machte, ist, daß die Flüssigkeit nur in geringer Menge vorhanden ist, und fast den Augenblick trocknet, so daß nicht einmal so viel Zeit übrig bleibt, um sie von der Fläche, auf der sie gesammelt worden, auf eine andere zur Untersuchung zu bringen.

Die Versuche wurden bey einem gesunden mit Granulationen versehenen Geschwüre an der Oberfläche der Vorhaut eines jungen Menschen angestellt; es war ungefähr 2 Zoll ins Gevierte, und gab gutes Eiter.

Sechster Versuch.

Ich entblößte die Fläche des Geschwürs, trocknete es ab, und legte auf einen Theil desselben ein Stück Talg; das übrige ließ ich bloß. Diese Talgfläche war beynahe in einem Augenblick mit einer dünnen Flüssigkeit bedeckt. Nach ungefähr 3 Minuten wurde sie abgenommen, und mit dem Mikroskop untersucht: sie schien durchsichtig zu seyn; und ungeachtet ich sie eine Zeit lang beobachtete, konnte ich

ich doch in keinem Betracht eine Veränderung ihres ersten Aussehens bemerken.

Dieser Versuch beweiset, daß die bey einer Entblößung einer wunden Oberfläche erzeugte Flüssigkeit bey ihrer Entstehung kein Eiter sey.

Siebenter Versuch.

Ich wischte das Geschwür ab, und legte vier kleine Stückchen Talg auf verschiedene Theile desselben; gleich hinterher bedeckte ich alles mit einem Wachspflaster, auf Leinwand geschmiert, um zu verhüten, daß die Flüssigkeit nicht gleich verdunstete.

Nach 5 Minuten nahm ich ein Stückchen Talg ab, und untersuchte die Flüssigkeit auf der Oberfläche desselben; sie hatte das Ansehn einer dünnen, durchsichtigen Gallerte, die in Massen getheilt ist, in der man aber keine Kügelchen unterscheiden konnte.

= 10 Minuten untersuchte ich ein anderes Stück, und es sah eben so aus wie das vorige. Doch konnte ich auf dem Boden eine Menge kleiner Kügelchen sehr leicht unterscheiden.

= 15 Minuten untersuchte ich ein drittes Stück, und die ganze Masse schien aus Kügelchen zu bestehen; doch waren diese beynahe durchsichtig, und schienen während der Beobachtung deutlicher und undurchsichtiger zu werden.

Nach 20 Minuten untersuchte ich das vierte Stück, und die Kügelchen waren weit häufiger und undurchsichtiger, so wie in dem gewöhnlichen Eiter.

Man sieht aus diesem Versuche, daß das Eiter während seiner Bildung keine Kügelchen enthält, sondern eine durchsichtige Flüssigkeit ist, deren Konsistenz der Gallerte in etwas nahe kommt, und daß die Kügelchen erst dann entstehen, wenn die Flüssigkeit auf der Oberfläche des Geschwürs liegt; hierzu erforderte sie in einigen Fällen 15 Minuten Zeit.

Um zu wissen, in wie fern die Bildung der Kügelchen davon abhinge, daß die Flüssigkeit mit den Granulationen in Berührung bleibt, stellte ich folgenden vergleichenden Versuch an.

Achter Versuch.

Nachdem das Geschwür entblößt und rein abgewischt war, legte ich auf verschiedene Theile seiner Oberfläche 2 Stückchen Talg, und bedeckte alles wie im siebenten Versuche. Nach 5 Minuten nahm ich ein Stück ab, und fand die durchsichtige oben erwähnte Flüssigkeit, aber keine Kügelchen. Ich bedeckte nun die Talgfläche, worauf sich die Flüssigkeit befand, mit einem andern Stück Talg, um zu verhüten, daß die Flüssigkeit nicht mit den Granulationen in Berührung käme, und legte es wieder auf das Geschwür. Nach 25 Minuten untersuchte

ich

ich es durch das Mikroskop, so auch die Flüssigkeit auf dem andern Talgstücke, welches 30 Minuten auf dem Geschwür gelegen hatte, und fand auf beiden die Kügelchen ganz deutlich und häufig, doch am meisten auf dem Talgstückchen, welches mit dem Geschwür in Berührung war.

Dieß beweiset, daß nach der einmal geschehenen Absonderung der Flüssigkeit aus den Gefäßen die Erzeugung der Kügelchen eine in ihr selbst vorgehende Veränderung ist, die von dem Geschwür, woraus sie abgesondert wird, ganz unabhängig ist.

Neunter Versuch.

Ich legte, wie vorhin, ein Stückchen Talg auf, und bedeckte alles 2 Minuten lang; nun nahm ich das Talgstück ab, und untersuchte seine Oberfläche; Anfangs sah ich keine Kügelchen. Ich setzte die Untersuchung 5 Minuten lang fort; in dieser Zeit zeigten sich die Kügelchen meinem Auge deutlich, und so auch dem Auge einer andern in mikroskopischen Untersuchungen bewanderten Person.

Ich wiederholte diesen Versuch noch einigemal; gewöhnlich aber war die Menge der Flüssigkeit so geringe, daß sie zur Trockne verdunstete, ehe noch die Veränderung mit den Kügelchen vor sich ging.

Aus diesem Versuche erhellet nicht nur, daß die Bildung der Kügelchen in dem Eiter eine Veränderung sey, die in der Flüssigkeit vor sich geht, wenn

wenn sie schon abgesondert ist; sondern auch, daß die Kügelchen in einer weit kürzern Zeit gebildet werden, wenn die Flüssigkeit nicht ganz vor der Luft bewahrt wird; und ich glaube, wir werden durch alle diese Versuche auf den Schluß geleitet, daß die zur Entstehung des Eiters erforderliche Zeit (in dem Zustande nämlich, worin wir es gewöhnlich in einem Geschwür antreffen) sich nach Umständen ändere, und von 5 bis zu 20 Minuten daure.

Was die Wirkungen betrifft, die das Eiter auf den Körper äußert; so halte ich es für nothwendig zur Entstehung von Granulationen in den Wunden, welche nicht prima intentione geheilt werden konnten; so glaube ich auch, daß es nöthig ist, um Höhlen, die nicht vor dem Zugang der Luft bewahret wurden, wieder auszufüllen. Was aber die eigentlichen Wirkungen betrifft, durch welche das Eiter entweder zur Entstehung der Granulationen die erste Veranlassung giebt, oder doch diese Verrichtung befördern hilft, so muß ich gestehen, daß ich davon gar nichts weiß. Auch sind mir die Wirkungen nicht bekannt, die es auf die Theile, wo es entsteht, oder auf den Körper hervorbringt, und ich glaube daher, daß alle dem Eiter zugeschriebene Wirkungen aus keiner Eigenschaft des Eiters, in so fern es nämlich bloß Eiter ist, herrühren, sondern daß sie die Folge einer fremdartigen damit gemischten Substanz, oder einer kränklichen Beschaffenheit der Theile seyen, durch die es gebildet wird. Und diese Bemerkung ist gleich wahr, wenn wir auf seine

örtlichen, oder wenn wir auf seine sich über den ganzen Körper verbreitenden Wirkungen Rücksicht nehmen.

Obgleich oft Eiter in benachbarten Theilen beträchtliche örtliche Reitzung hervorbringt, so greift es doch nie die Fläche an, wo es gebildet worden: das kommt daher, weil die Theile für den Reitz ihrer eigenen Materie keine Empfänglichkeit haben; es läßt sich dieß durch mehrere Absonderungen und einige Krankheitsgifte erläutern.

Man hat lange Zeit Einsaugung des Eiters für die Ursache vieler Krankheiten gehalten; doch scheint es, als ob diese Meinung durch die neuern Fortschritte in der Physiologie verdrängt worden wäre; und in der That sind die Wirkungen nicht hinlänglich allgemein, als daß sie von dieser Ursache herrühren könnten; denn es kommen täglich Beyspiele vor, wo nach geschehener Einsaugung des Eiters gar keine üblern Folgen im Körper entspringen.

Unter den Krankheiten, die man für eine Folge der Absorbtion des Eiters gehalten hat, sind die vorzüglichsten, eine allgemeine Auszehrung des Körpers, hektisches Fieber und Lungenkrankheiten.

Daß dergleichen Krankheiten häufig bey Patienten vorkommen, die aus großen Abcessen oder Wunden viel Eiter ausleeren, ist eine Erfahrung, die ein jeder zugeben wird; wenn man aber auch die lange Dauer dieser örtlichen Uebel, die nachtheiligen Fol-

 gen,

gen, die der Körper davon erlitten, nebst allen übrigen Umständen in Rechnung bringt, die bey dem Entstehen der Nachkrankheiten Statt fanden, so wird es auch einleuchtend, daß man ihren Ursprung nicht mit Recht der Einsaugung, welche sich immer gleich blieb, zuschreiben könne, sondern man muß sie vielmehr den schwächenden Wirkungen einer lange dauernden Ausleerung, oder dem beständigen Reitze beymessen, der die Konstitution des Körpers angriff, und endlich die Ursache einer sich über den ganzen Körper ausbreitenden Krankheit wird.

MIX
Papier | Fördert
gute Waldnutzung
FSC® C083411

Zeitfracht Medien GmbH
Ferdinand-Jühlke-Straße 7
99095 Erfurt, Deutschland
produktsicherheit@kolibri360.de